(Un-)Erfüllter Kinderwunsch

Julietta Kuehn

(Un-)Erfüllter Kinderwunsch

Psychologische Hilfen und medizinisches Wissen – Was Paare in der Kinderwunschzeit ihrem Ziel näher bringt

Springer

Julietta Kuehn
Düsseldorf, Deutschland

ISBN 978-3-662-59483-4 ISBN 978-3-662-59484-1 (eBook)
https://doi.org/10.1007/978-3-662-59484-1

Die Deutsche Nationalbibliothek verzeichnet diese Publikation in der Deutschen Nationalbibliografie; detaillierte bibliografische Daten sind im Internet über http://dnb.d-nb.de abrufbar.

Einbandabbildung: © kittikorn14/stock.adobe.com

Springer ist ein Imprint der eingetragenen Gesellschaft Springer-Verlag GmbH, DE und ist ein Teil von Springer Nature.
Die Anschrift der Gesellschaft ist: Heidelberger Platz 3, 14197 Berlin, Germany

Vorwort

Unerfüllter Kinderwunsch ist mit einem hohen Leidensdruck und einer tiefen Sehnsucht verbunden, die ein Leben lang bestehen bleiben kann. Wir vermissen unser Kind, schon lange bevor es bei uns ist, und diese Entbehrung macht auf lange Sicht sehr traurig.

„Wir haben schon alles versucht, aber es klappt einfach nicht!“ Wenn Paare auf natürlichem Wege nach über einem Jahr oder länger kein Kind zeugen können, dann kommt es zu einer zunehmenden Verunsicherung, und die Gesamtsituation kann zu einer Belastungsprobe für die Partnerschaft werden.

Ungefähr jedes 6. Paar ist ungewollt kinderlos und muss sich womöglich auch noch mit den zahlreichen Vorurteilen über Kinderlosigkeit auseinandersetzen. Zweisamkeit wird häufig als selbstgewählter Weg abgestempelt und die Inanspruchnahme reproduktionsmedizinischer Maßnahmen gesellschaftlich kritisiert. Das ist für Betroffene eine doppelte Belastung.

Die Relevanz dieses Themas ist nicht zu unterschätzen, zumal fast drei Prozent aller Kinder in Deutschland mittels künstlicher Befruchtung auf die Welt kommen und heutzutage weltweit pro Jahr mehr als 1,6 Mio. Zyklen In-vitro-Fertilisation durchgeführt werden. Und obwohl damit tausenden von Paaren geholfen werden kann, wird eine offene Thematisierung von *Unfruchtbarkeit* und *künstlicher Befruchtung* weiterhin vermieden. In den Medien ist zwar ein zunehmendes Interesse an gesellschaftlicher Aufklärung und Informationsübermittlung zu erkennen, aber das Thema ist noch nicht salonfähig und bleibt für alle Betroffenen weiterhin unangenehm. Niemand würde sich freiwillig in eine Kinderwunschbehandlung begeben, wenn es auch anders geht! So müssen Betroffene nicht nur mit ihrem persönlichen Schicksal zurecht kommen, sondern auch ihre Position in der Gesellschaft erst einmal finden und dann standhaft vertreten.

Mit der dunklen Ahnung, dass es womöglich auf natürlichem Wege nicht funktionieren wird, können viele Fragen und Ängste entstehen. Wenn dann eine medizinische Abklärung die Gewissheit verschafft, dass der Kinderwunsch nur mit ärztlicher Hilfe realisierbar sein wird, gerät das Leben häufig ganz aus den Fugen.

Dieser Ratgeber soll Paare genau an dem Punkt unterstützen, an dem Ihre Lebensqualität zu schwinden droht und sie zu verzweifeln beginnen.

Er bietet Hilfestellung an, mit der Situation Tag für Tag besser umzugehen.

Die Kinderwunschzeit ist meist geprägt von Höhen und Tiefen, Hoffnung und Rückschlägen. Ungünstige Denkmuster und festgefahrene Verhaltensweisen können eine emotionale Blockade bewirken, was diese Zeit zusätzlich erschwert. Manchmal liegt ein steiniger Weg mit vielen Hürden hinter den Betroffenen, ohne dass Sie ihr ursprüngliches Ziel erreichen konnten.

Dennoch gibt es meist sehr viel mehr Möglichkeiten und Wege, die Sehnsucht nach einem Kind zu stillen. Dafür müssen Sie sich selbst gut kennenlernen, mit Ihren Ängsten vertraut werden, loslassen lernen und gesund bleiben! Ihre körperliche und psychische Gesundheit ist in dieser Zeit ebenso wichtig, wie die Verwirklichung Ihrer Wünsche. Es hängt maßgeblich von Ihrer inneren Einstellung ab, wie gelassen und zuversichtlich Sie durch diese Zeit gehen. Auch wenn sich das Wunschbaby nicht gleich einstellt, so sollten Sie doch versuchen, Ihre wertvolle Lebenszeit glücklich zu verbringen.

Die Lektüre dieses Buches unterstützt Sie darin, Ihre Situation anzunehmen und zu akzeptieren. Durch einen bewussten Umgang mit den aufkommenden Gefühlen können die schmerzhaften Erfahrungen verarbeitet und Wunden geheilt werden. Ein besserer Zugang zu Ihren intimen Gedanken und schmerzhaften Erlebnissen kann bewirken, dass Sie einerseits Ihre individuellen Grenzen genau kennenlernen und andererseits Ihren Handlungsspielraum erweitern.

In einigen Übungsaufgaben wird Ihnen vermittelt, wie Sie in einen besseren Kontakt mit sich selbst treten und dadurch Ihre innere Einsicht verbessern können. Häufig gibt es nicht nur eine Lösung, und ein Perspektivenwechsel eröffnet Ihnen neue Möglichkeiten, sodass der Traum von Ihrem Wunschkind doch noch in Erfüllung geht.

Obwohl es den Eindruck erwecken könnte, dass die Kapitel vornehmlich Frauen ansprechen, so erscheint das lediglich dadurch, weil sich Frauen ohnehin in einem anderen Umfang mit der Thematik beschäftigen als Männer. Sie sind nicht nur durch ärztliche Behandlungen stärker in das ganze Prozedere eingebunden, sondern konzentrieren sich auf Temperaturkurven, Ovulationstests, Empfängnismethoden, Erfahrungs-berichte und körperliche Schwangerschaftsanzeichen möglicherweise schon jahrelang.

Da Männer ebenso betroffen sind wie ihre Frauen, profitieren sie nicht nur von dem medizinischen Fachwissen, sondern können auch Anteil nehmen an dem empfindlichen Seelenleben ihrer Partnerin während dieser Zeit. Ihr partnerschaftlicher Einsatz ist umso mehr gefragt, je länger das Kind auf sich warten lässt und das wird für viele Männer zu einer Zerreißprobe.

In diesem Ratgeber werden konkrete Beispiele gegeben, wie Sie als Paar diese Durststrecke gemeinsam meistern können. Ihr Kind möchte von beiden Elternteilen gleichsam ersehnt und gewünscht werden!

Wer es wirklich will, der wird nicht nur aufhören mit seinem Schicksal zu hadern, sondern auch einen Weg finden, ein glückliches Familienleben zu führen.

Dabei möchte ich Sie unterstützen!

Julietta Kuehn

Inhaltsverzeichnis

1

Der Anfang

1.1 Warum wollen wir ein Kind?

Ein Leben ohne Kind ist für viele Menschen unvorstellbar. Das ist häufig verbunden mit der Frage nach dem Sinn des Lebens und dem Gefühl, ein kinderloses Dasein erfülle nicht den Zweck eines erfüllten Lebens. Welche Gedanken oder Gefühle lassen diese Bewertung entstehen?

Es gibt doch so viele Erfahrungen, Erlebnisse und Gefühlszustände, die ebenfalls glücklich machen. Liegt es daran, dass viele dieser erlebten Gefühle vergänglich sind und lediglich in unserer Erinnerung fortbestehen?

Warum wollen Sie die wunderbare Zweisamkeit mit Ihrem Partner und Ihre grenzenlose Freiheit, Ihre finanzielle Unabhängigkeit und Ihre Sorglosigkeit gegen eine Familie tauschen?

Spätestens mit der Geburt eines Kindes endet Ihre Unbeschwertheit, weil Sie sich ständig um das Wohlergehen und die Entwicklung Ihres Nachwuchses Sorgen machen. Schlaflose Nächte über viele Jahre, schwierige Entwicklungsphasen, Krankheiten, Zukunftssorgen und familiäre Konflikte werden Sie von dort an begleiten. Die Ausgaben für die eigenen Bedürfnisse werden zurückgestellt, um stattdessen immer wieder neue Schuhe für die zu schnell wachsenden Kinderfüße zu kaufen. Sie geben Ihre Unabhängigkeit auf, fühlen sich permanent überlastet und reduzieren Ihre Ansprüche auf ein Minimum. Ihre Kinder treiben Sie an die Grenzen der Selbstbeherrschung und in die Selbstaufgabe. Viele Frauen leben nur noch für ihre Familie, die es ihnen darüber hinaus selten in gebührendem Maße dankt. Für Ihre ursprünglichen Projekte finden Sie keine Zeit mehr. Ihr Alltag ist

J. Kuehn, *(Un-)Erfüllter Kinderwunsch*,
https://doi.org/10.1007/978-3-662-59484-1_1

fremdbestimmt und Ihre Entscheidungsfreiheit eingeschränkt. Ihre bevorzugten Freizeitbeschäftigungen und geliebten Urlaubsziele fallen weg, da sie nicht kindertauglich sind.

Kinder können extrem anstrengend sein, nicht zuletzt, weil sie uns täglich spiegeln und uns damit unsere eigene Unzulänglichkeit bewusst machen. Ihre Partnerschaft leidet unter der anhaltenden Belastung und viele Paare trennen sich wieder, weil die gewaltige Aufgabe der Kindererziehung nicht gemeinsam bewältigt werden konnte. Möglicherweise haben Sie auch im Berufsleben nicht mehr die Gelegenheit, in dem Maße Karriere zu machen, wie Sie es ursprünglich geplant hatten, da *die Familie* nach Ihnen ruft.

Sie haben somit überhaupt nichts Eigenes mehr!

Dennoch gibt es nichts im Leben, was so einschneidend und emotional bewegend erlebt wird, wie die Liebe zum eigenen Kind. Das eigene Kind wird zum neuen Lebensinhalt und das bekommt eine Dimension, die kaum zu beschreiben ist. Kinder sind auf herzerfrischende Weise ehrlich, anhänglich, manipulierbar und abhängig. Die kritiklose Annahme der eigenen Person schmeichelt nicht nur unserem Selbstbewusstsein, sondern verbessert auch unsere Selbstannahme. Das ist ein ausnahmslos gutes Gefühl.

Kinder bleiben in der Regel ein Leben lang emotional an ihre Eltern gebunden, und das Zusammenspiel des familiären Systems vermittelt allen ein Gefühl der Zusammengehörigkeit, ein Stück Heimat für das ganze Leben. Unsere Kinder bleiben unsere Kinder bis in alle Ewigkeit.

Natürlich geht es auch darum, Werte zu vermitteln und die Welt ein bisschen besser zu machen als sie ist. Wir möchten das, was uns Spaß macht oder wichtig ist, an unsere Kinder weitergeben und sie nach bestem Wissen und Gewissen auf die Welt außerhalb der Familie vorbereiten. Darin sehen viele Menschen den *Sinn des Lebens.*

Für manche Paare spielt es auch eine Rolle, dass die Familienlinie weitergeht und nicht langsam ausstirbt. Mit der Gründung einer eigenen Familie rückt die Herkunftsfamilie in den Hintergrund, und man bekommt die Möglichkeit, noch mal einiges „besser“ zu machen als die eigenen Eltern.

Die Menschen, die wir am meisten lieben, können uns aber auch am tiefsten treffen. Nichts ist so verletzend und wird als emotional so vernichtend erlebt, wie die Ablehnung durch das eigene Kind. Und dennoch suchen wir nach diesen mächtigen Gefühlen. Wir wollen uns lebendig fühlen, wollen spüren, dass wir intensiv leben, von der Liebe zehren und uns hingeben in eine Situation, die unsere Vorstellungskraft immer übersteigen wird. Wir suchen nach einer Grenzerfahrung, die ganz viel Selbsterfahrung mit sich bringt. Wir suchen nach uns selbst und nach einer lebenslang andauernden Bindung. Einer Verbindung, die nicht gelöst werden kann, denn Blut ist bekanntlich dicker als Wasser.

Wenn wir uns für eine Familie entscheiden, fallen viele andere Perspektiven weg. Wir müssen uns nicht mehr den zahllosen Möglichkeiten stellen, die unsere moderne Welt bietet. Wir legen uns fest, und das kann mit einer großen Erleichterung einhergehen, dem Gefühl, endlich „angekommen" zu sein.

Trotz der eingeschränkten Gestaltungsmöglichkeiten, der Sorgen und Konflikte überwiegt in der Regel das emotionale Erleben, das Familien sagen lässt: „Wir sind glücklich!"

Ich gehe davon aus, dass Sie noch nicht das Ende Ihrer Kinderwunschreise erreicht haben. Falls dieser Zeitpunkt früher oder später doch noch kommt und Sie sich von Ihrem Kinderwunsch verabschieden sollten, so finden Sie am Ende des Buches einige hilfreiche Gedanken.

Jetzt geht es aber erst einmal darum, Sie darin zu unterstützen, alles für Sie machbare zu realisieren, damit Sie Ihrem persönlichen Ziel näher kommen.

Bevor Sie weiter lesen, nehmen Sie sich bitte für die anschließenden Fragen etwas Zeit. Je ausführlicher Sie die Beantwortung schriftlich festhalten, desto klarer werden Sie Ihre Situation sehen.

Ihre Notizen können Ihnen bei jeder weiteren Entscheidung helfen.

Zählen Sie möglichst viele Aspekte auf, die die Beweggründe Ihres Kinderwunsches beschreiben:

____

____

____

____

____

Wie sind Sie bisher mit dem Thema der Kinderlosigkeit umgegangen?

____

____

____

____

Wie beurteilen Sie Ihr aktuelles Befinden? Fühlen Sie sich körperlich und psychisch belastbar?

____

____

____

____

1.2 Die Sehnsucht

Am Anfang steht die Sehnsucht, ein tief in der Frau verwachsener Urtrieb, Mutter sein zu wollen. Hinzu kommt bei der Frau als auch beim Mann eine biologische Programmierung, die unseren Fortpflanzungstrieb aufrecht erhält.

„Warum möchtest du auf Teufel komm raus ein Kind? Du solltest auch ohne Kind ein glückliches Leben führen können. Es kann doch nicht sein, dass du deine ganzen Zukunftspläne davon abhängig machst, ob du endlich schwanger wirst oder nicht? Kinder machen Sorgen, kosten viel Geld und schränken dich in deiner persönlichen Freiheit stark ein. Wenn der liebe Gott eben kein Kind für dich geplant hat und dein Schicksal anders aussieht, als du es dir vielleicht wünschst, dann akzeptiere das doch bitte endlich!"

NEEEEEEEEEEEEEEEEIIIIIIIIIIIIIIIIIIIIIIIIIIIINNNNNNNNNN, schrie es aus dem tiefsten Inneren meines Herzens, mein Magen verkrampfte sich, Verzweiflung überkam mich und Wut stieg in mir auf. So erging es mir oftmals nach solchen Gesprächen mit meiner Mutter. Ich fühlte mich niedergeschlagen und unverstanden. Sie hatte mit drei eigenen Kindern gut reden.

Im gleichen Augenblick entbrannte aber auch immer wieder ein ungeduldiger Kampfgeist in mir mit dem ungebrochenen Willen, dieses Ziel zu erreichen. Ich würde weiter kämpfen und bis an die Grenzen meiner psychischen Belastbarkeit gehen, so viel stand für mich fest. Die Vorstellung ein kleines Lebewesen an meiner Brust zu tragen, es zu schützen, zu liebkosen und groß werden zu sehen, relativierte all die Enttäuschungen und Rückschläge, die ich bis dahin erlebt hatte.

Die Hoffnung, ein solches Wunder erleben zu dürfen, erblühte ebenso häufig wie der Neid, der entstand, wenn ich schwangere Frauen auf der Straße sah oder noch eine Freundin ein Kind gebar. Ich bin weder missgönnend noch besonders eifersüchtig, aber bei diesem Thema kannte ich mittlerweile keinen Spaß mehr. Auf Kindergeburtstage wollte ich nicht mehr eingeladen werden und auch während unseres Mädelstreffens fühlte ich mich nicht mehr wohl, da die Gesprächsthemen sich stark ähnelten.

Für mich war immer klar, dass ich Kinder haben wollte, mindestens zwei und höchstens fünf.

In meiner damaligen Schulklasse gab es zwei Schüler, die bei Adoptiveltern aufgewachsenen waren, was niemand bemerkt hätte, wenn sie es nicht selbst thematisiert hätten. Anzusehen war es ihnen jedenfalls nicht. Der Gedanke, ein Kind aus einem anderen Land, einer fernen Kultur mit interessanten Sitten und Gebräuchen zu adoptieren, erschien mir immer äußerst attraktiv, und da ich es mir zu dem Zeitpunkt recht einfach vorstellte, war das fünfte Kind fester Bestandteil meiner Fantasie und kam zum Beispiel aus Uganda oder Sri Lanka.

Als sich dann endlich meine privaten Lebensumstände so weit gefestigt hatten, dass ich mich für meinen jetzigen Ehemann entschied, sollte alles anders kommen als gedacht. Aber im Leben kommt es eben häufig anders, als man denkt. Die entscheidende Frage ist nur, wie gehe ich mit diesem „Anders" am besten um und wie werde ich mit ihm glücklich? Für mich war klar, dass ich nicht aufgeben würde, und doch sind manche Ziele extrem schwer erreichbar, manchmal sogar unerreichbar.

Ich war nun 35 Jahre alt und wollte endlich meine Familienpläne realisieren. Da mein Eisprung immer von einem unangenehmen Mittelschmerz begleitet war, wusste ich nicht nur, auf welcher Eierstockseite die zukünftige Brut entsprang, sondern auch, ob der Beischlaf im rechten Zeitfenster erfolgt war. Ein entscheidender Vorteil, sollte man meinen.

Als dann beim vierten Versuch die Blutung ebenso zuverlässig kam wie die Tagesschau, lief ich in Panik zu meiner Gynäkologin und schickte meinen Mann zum Urologen. Die Gynäkologin wunderte sich natürlich, dass ich nicht erst das empfohlene volle Jahr weiter „übte". Ärzte sprechen erst von einer *Sterilität,* wenn es *innerhalb* eines Jahres mit regelmäßigem Geschlechtsverkehr nicht zu einer ersten oder einer erneuten Schwangerschaft kommt.

Ich ließ mich nicht beirren, da ich meinen Körper schließlich 35 Jahre lang kenne – besser als jeder andere Mensch auf der Welt. Und manchmal hat man eben so eine gewisse Vorahnung, die der weiblichen Intuition zuzuschreiben ist.

Bei mir war soweit alles in Ordnung, außer dass die Eizellreserve etwas dürftig war. Diese misst man anhand eines Hormonwertes, des sogenannten *anti-Müller-Hormons.* Der Name würde sogar richtig lustig klingen, wäre die Sache nicht so ernst. Mein Wert glich dem einer Frau, die bald in das Klimakterium kommt, sprich: es wurden keine regelmäßig springenden Eier mehr produziert. Dieser Wert hat allerdings nur eine begrenzte Aussagekraft, worauf ich später noch einmal zurückkommen werde. Mir ging es so, wie einem Prozent aller Frauen, bei denen ein verfrühter Eintritt der Wechseljahre stattfindet.

Mein Mann machte zügig einen Termin bei einem Andrologen, da eine Untersuchung bei einem Urologen seit dem Beschluss des gemeinsamen Bundesausschusses vom März 2017 den Krankenkassen zur Prüfung der Leistungsvoraussetzung nicht mehr ausreicht. Der Androloge ist ein Spezialist für die Fruchtbarkeit, der meinem Mann wenig später ein erschütterndes Ergebnis mitteilte: Unfruchtbar.

Als Ärztin war mir die Tragweite dieses Wortes für mein Leben sofort bewusst. Seine Spermien schwimmen nicht ausreichend gut. Damit geht es ihm wie neun Prozent aller Männer, die aufgrund einer reduzierten Fruchtbarkeit, beziehungsweise einer vollständigen Unfruchtbarkeit in einem absehbaren Zeitfenster zeugungsunfähig sind. Die Tendenz ist steigend! Studien belegen seit Jahren eine abnehmende Spermienanzahl und Spermienqualität bei Männern der westlichen Welt.

Die Ursache für einen unerfüllten Kinderwunsch liegt zu je 30–40 % aller Fälle entweder bei der Frau oder dem Mann, in circa 5–30 % aber auch bei beiden Partnern. Bei bis zu 20 % der Paare kann keine eindeutige Ursache festgestellt werden, sodass man von einer ungeklärten Sterilität spricht. In diversen Quellen werden ähnlich stark schwankende Zahlen angegebenen wie für die Gesamtanzahl der Kinderwunschpaare in Deutschland, die ungewollt kinderlos sind. Eine hohe Dunkelziffer erschwert die Schätzung zusätzlich dadurch, dass nur die Personen erfasst werden, die sich auch in eine medizinische Behandlung oder Beratung begeben. Jedes Jahr werden neue Zahlen veröffentlicht und die Reproduktionsmedizin macht rasante Fortschritte, sodass diese Angaben möglicherweise in einiger Zeit als überholt gelten.

Dieses Buch erhebt nicht den Anspruch, wissenschaftliche Kriterien zu erfüllen, sondern soll Ihnen dabei helfen, Ihre persönliche Situation besser zu verstehen und einzuschätzen.

Nicht jedes Paar lässt sich so bereitwillig untersuchen, wie es bei uns der Fall war. Es gibt einige nachvollziehbare Gründe, sich den medizinischen Begutachtungen und Laborkontrollen nicht auszusetzen. Denn so lange unklar ist, an wem es liegt, treten auch keine Schuldzuweisungen auf. Selbst wenn diese in den meisten Beziehungen unausgesprochen bleiben, so ist das Bewusstsein eines Hauptverursachers immer unterschwellig vorhanden. Keiner möchte als Verursacher „geoutet“ werden und ebenso wenig den Ursprung der Problematik im Partner wissen. Die Angst vor dem anscheinend immer größer werdenden Problem und vor Schuldgefühlen liefert somit eine Erklärung für dieses Vermeidungsverhalten. Würde eine ebenso gute Aufklärung über Unfruchtbarkeit wie über Darmkrebsvorsorge im Fernsehen laufen, so wäre die Hemmschwelle, sich untersuchen zu lassen, vermutlich deutlich geringer.

In den meisten Fällen steht jedoch die gemeinsame Betroffenheit im Vordergrund, sodass die Paare ihre Schwellenangst überwinden und schnell erkennen, dass es letztendlich *nur nach vorne weiter geht.*

Für uns gab es nur eine Option, ein genetisch eigenes Kind zu bekommen und das war die künstliche Befruchtung mittels intrazytoplasmatischer Spermieninjektion (ICSI). Jetzt wussten wir Bescheid, und damit ging es mir schon etwas besser. Ich war dankbar dafür, dass ich heutzutage die Möglichkeit hatte, dieses Wunder der modernen Medizin selbst erleben zu dürfen. Vor zwanzig Jahren konnten Paare von dieser Behandlungstechnik nur träumen. Was uns betrifft, so begleiteten Aufregung und Hoffnung den zuversichtlichen Gedanken, dass jetzt etwas getan werden konnte, um uns zu helfen. Das fühlte sich weitaus besser an als die monatliche Frustration durch eine Blutung.

Natürlich brauchte die Verarbeitung der Diagnose ein wenig Zeit, und es ist sehr wichtig, sich immer die Zeit zu nehmen, die es braucht, um wieder positiv gestimmt und mit klarem Kopf die nächsten Schritte anzugehen. Auch unsere Beziehung wurde auf verschiedenen Ebenen davon beeinflusst, was in jedem von uns Spuren hinterlassen hat. Die männliche Identität ist eng mit der Zeugungsfähigkeit verbunden, da sie für Potenz, Macht und männliche Stärke steht. Gefühle der Scham und Unzulänglichkeit mussten von meinem Mann soweit verarbeitet werden, dass daraus trotz der Impotenz ein stabiles Selbstwertgefühl hervorgehen konnte und das empfindliche Gleichgewicht in unserer Partnerschaft davon nicht wesentlich beeinträchtigt wurde. Eine veränderte Ausgangssituation bringt jedoch auch immer eine Veränderung aller Beteiligten mit sich, und es kann einige Zeit dauern, bis man sich mit den neuen Gegebenheiten arrangiert hat.

Wir hatten unsere Wahl getroffen. Der Klapperstorch würde an unserem Haus vorbeifliegen. Möglicherweise konnte uns aber genau das, was er in einem kleinen Bündel in seinem Schnabel transportierte, auf andere Weise zuteil werden!

Die Art und Weise, wie wir unser Leben und unsere Träume angehen, entscheidet darüber, ob wir über uns hinaus wachsen, erblühen und erfolgreich sind oder ob wir wie eine vernachlässigte Pflanze langsam vertrocknen. Wir wollten als Familie erblühen.

1.3 Was sagt die Familie dazu?

> „Was tust du dir da an? Das ist doch viel zu gefährlich! Man sollte nicht so extrem in den hormonellen Kreislauf eingreifen – das kann ja nicht gut sein!
>
> Die Natur wird sich schon etwas dabei gedacht haben. Probiert es doch lieber weiter so – es wird schon irgendwann klappen. Der Freund von dem Toni, der konnte fünf Jahre keine Kinder bekommen; und dann hat er einen Seitensprung gemacht und die Frau wurde schwanger. Und der Bruder von der Irmela hat ein Kind mit künstlicher Befruchtung bekommen, und das zweite Kind kam zwei Jahre später, dann einfach so. In dem Moment, wenn Ihr am wenigsten dran denkt, wird es von ganz alleine klappen. Macht Euch nicht so viel Stress damit! Plant erst einmal euren nächsten Urlaub. Ihr könnt auch ohne Kinder eine schöne Beziehung haben!“

Ratschläge, sich zu entspannen, loszulassen und weniger zu planen, klingen ebenso höhnisch wie die immer wieder kursierenden Geschichten von Paaren, die auf wundersame oder unverhoffte Weise doch noch Kinder zeugen. Solche Beispiele hört man immer wieder, sie sind jedoch für Betroffene wenig hilfreich. Natürlich besteht weiterhin eine spontane Schwangerschaftschance vor allem bei den Paaren, bei denen keine Ursache für die anscheinende Sterilität gefunden werden konnte. Solange ein paar schwimmende Spermien und ein paar springende Eizellen vorhanden sind, gibt es immer eine klitzekleine Restchance. Fruchtbarkeit ist nichts Unveränderliches, sodass selbst gesunde, junge Menschen aufgrund seelischer und körperlicher Überlastung oder einer sehr ungesunden Lebensführung unfruchtbare Phasen erleben können. In vielen Fällen endet das Hoffen auf einen spontanen Schwangerschaftseintritt aber in einem Wettlauf gegen die Zeit. Der gut gemeinte Rat für Betroffene, sich nicht auf den Kinderwunsch zu versteifen, um den psychischen Stress zu reduzieren, ist somit oftmals wenig sinnvoll und meist schwer umsetzbar. Vor allem die ständige Nachfrage durch das soziale Umfeld, ob Nachwuchs geplant ist, setzt Frauen häufig nicht nur unter Druck, sondern verstärkt unter anderem ihr Gefühl, irgendetwas falsch zu machen.

Der mögliche Zusammenhang zwischen seelischen Faktoren und dem Ausbleiben einer Schwangerschaft ist seit einiger Zeit schon Gegenstand wissenschaftlicher Forschung. Eine unbewusste Ablehnung der eigenen Mutterschaft aufgrund eines möglicherweise bestehenden ambivalenten Verhältnisses zu der eigenen Mutter oder anderer unangenehmer Erfahrungen in der Familiengeschichte werden ebenso diskutiert wie die negative Auswirkung psychischer Stressoren auf den weiblichen Hormonhaushalt.

Psychologen der Universität Heidelberg zeigten beispielsweise in einer psychosozialen Studie zwischen 1994 und 2000, dass im Rahmen der Kinderwunschsprechstunde durch psychotherapeutische Gespräche und vor allem durch eine Paartherapie die seelische Belastung der Betroffenen verringert werden konnte, dies aber keinerlei Auswirkungen auf die Schwangerschaftsraten hatte. (Prof. Tewes Wischmann, Studie: Heidelberger Kinderwunsch – Sprechstunde). Dennoch wird Paaren mit frühen Belastungsfaktoren eine psychologische Beratung dringend angeraten. Einige Kinderwunschpraxen arbeiten in enger Kooperation mit psychologischen Praxen zusammen. Unbestritten ist, dass eine erfüllende Partnerschaft, gemeinsame Aktivitäten und Ruhephasen im Alltag positive Auswirkungen auf das empfindliche Zusammenspiel von Körper und Seele haben, was die allgemeine Fruchtbarkeit verbessert.

Da wir mit unserem Kinderwunsch recht offen umgingen, hörten wir auch die unterschiedlichsten Meinungen innerhalb der Familie. Es gab bedingungslose Befürworter, die unser Anliegen ernst nahmen, aber auch scharfe Kritiker, die ihre Argumente hinter der Sorge um unser Wohlergehen versteckten.

Im Endeffekt sind es die zukünftigen Eltern und Lebenspartner, die sich mit der jeweiligen Situation identifizieren müssen und die zusammen ein glückliches Leben führen wollen, und nicht der Rest der Familie. Vor allem für die ältere Generation war die Durchführung einer medizinischen Behandlung Grund genug, Skepsis bezüglich der Gesundheit und Normalität eines Retortenbabies aufkommen zu lassen. Wie solle ein Kind, das im Reagenzglas gezeugt und in einer Petrischale außerhalb des menschlichen Körpers gezüchtet wurde, sich überhaupt normal entwickeln können?

Wir mussten unsere Eltern erst davon überzeugen, dass genetische oder andere körperliche Fehlbildungen nicht öfter vorkommen als bei einem natürlich gezeugten Kind. Mittlerweile gibt es jedoch einige wenige Studien, die zeigen, dass es in der Tat negative Auswirkungen geben könnte, wie zum Beispiel eine vorzeitige Gefäßalterung mit Folgen für das Herz-Kreislaufsystem. Ein verhältnismäßig früher Eintritt eines erhöhten Blutdrucks wurde in einem Studienergebnis beschrieben. Dennoch glaube ich, dass sich die wenigsten Paare mit Kinderwunsch durch diese Nachricht von ihrem Vorhaben abbringen lassen. Auch ein kleiner Prozentsatz aller natürlich gezeugten Kinder hat leichte Fehlbildungen oder körperliche Einschränkungen. Vor allem das Verfahren der ICSI (intrazytoplasmatische Spermieninjektion) ist noch zu neu, um abschließend darüber urteilen zu können. Wie alles im Leben bergen sowohl die Behandlung als auch die Geburt eines Kindes immer ein Restrisiko.

Ebenso heftig allerdings waren die Argumente gegen ein adoptiertes Kind.

> „Das ist doch dann gar nicht von Euch – weder genetisch noch rechtlich. Ihr wisst nicht, was Ihr Euch da ins Haus holt! Die können kriminell sein oder versteckte Krankheiten haben. Wer weiß, was das für Eltern hatte! Das Kind könnt Ihr ja gar nicht genauso lieben wie ein eigenes Kind. Das ist eine zu große Belastung für eure Partnerschaft…"

Es war nicht leicht, gegen all diese dummen Aussagen und Vorurteile anzusprechen, aber wir waren uns einig. Wir wollten nicht ein Kind, um unsere Gene weiter zu geben und uns mit einem optisch möglichst ähnlichen Abkömmling in der Öffentlichkeit sehen zu lassen. Wir wollten ein Menschenkind groß werden sehen und diesem all unsere Wertvorstellungen, Hobbys, Interessen und Eigenschaften nahelegen, es lieben und annehmen, so wie es ist. Das erschien uns bei einem adoptierten Kind ebenso möglich wie bei einem leiblichen. Natürlich waren wir uns darüber im Klaren, dass es einen deutlich höheren Erziehungsaufwand bedeuten würde und das Kind, vor allem wenn es schon etwas älter wäre, möglicherweise traumatisiert zu uns kommen könnte. Aber mit einem selbst gezeugten und geborenen Kind haben wir ebenso wenig eine Garantie für ein gesundes, wohlgeratenes Lebewesen wie bei einem Adoptivkind.

Allerdings stellten wir uns den Vorgang damals noch recht unkompliziert vor. Das relativierte sich, als wir uns in einem Adoptionskurs beim Jugendamt angemeldet hatten. Spätestens dann, als jeder in unserem Familien- und Freundeskreis erkannte, dass wir fest entschlossen waren, erhielten wir eine uneingeschränkte Unterstützung, für die wir sehr dankbar waren.

1.4 Behandlungsstuhl versus Intimität

Wenn das Baby auf sich warten lässt, können Romantik und Vorfreude schnell abhanden kommen. Der geheimnisvoll verträumte Blick, der so manchen Frauen allein bei dem Gedanken, die Verhütung abzusetzen, in den Augen leuchtet, wird alsbald durch einen Tränenfilm ersetzt.

Im Laufe der *„Übungszeit"* werden ab dem 12. Zyklustag heiße Liebesnächte von verkrampften Begattungsversuchen abgelöst. Der Same des Mannes wird für die Frau interessanter als der Akt an sich, sodass die Sexualität in der Partnerschaft ein zusätzliches Problemthema werden kann. Was damals noch mit Freude und ohne Nachzudenken genossen wurde, wird jetzt gezielt terminiert oder gänzlich weggelassen, da es ja ohnehin nicht „funktionieren“ kann. Um sich selbst weitere Frustrationen zu ersparen, kann es unbewusst sogar als Erleichterung empfunden werden, wenn kein passender Moment für Intimität gefunden wird.

Manche Frauen fühlen sich in ihrem Körper nicht mehr wohl, finden Berührungen unangenehm oder sind durch die bevorstehende Behandlung körperlich und psychisch gehemmt.

Sexualität spielt jetzt eine ganz andere Rolle als zu dem Zeitpunkt, als Sie sich in Ihren Partner verliebt haben. Das Bedürfnis nach körperlichem Austausch, Zärtlichkeiten, Zweisamkeit und Liebe nimmt unbewusst einen anderen Stellenwert ein. Vor allem in langjährigen Beziehungen fällt ein entscheidender Anreiz weg. Die angenehme Aufregung möglicherweise gerade mit diesem Beischlaf ein Kind gezeugt zu haben, geht verloren. Der Geschlechtsverkehr ist nicht mehr *erforderlich,* um sich fortzupflanzen.

Diese Ebene der Partnerschaft muss aber nicht zwangsläufig wegfallen!

Sie gehen ja schließlich diesen holprigen Weg aus Liebe zueinander, und weil Sie der Überzeugung sind, es gemeinsam schaffen zu können. Zeigen Sie sich diese gegenseitige *Bejahung* mit körperlicher Nähe und achten Sie frühzeitig darauf, dass Sie sich Ihre intimen Momente erhalten, auch wenn Ihnen der Kopf und die Lust woanders stehen. In der Realität ist das allerdings meist schwieriger als es klingt.

Vielleicht können Sie durch den Hinweis, dass Sexualität für fast alle Paare in der Kinderwunschzeit zu einem Beziehungsthema wird, profitieren. Seien Sie achtsam mit sich und innerlich darauf vorbereitet, dass die intime Begegnung zum Schauplatz von Frustration werden kann. Spätestens ab dem Zeitpunkt, wo ein Dritter, wie ein spezialisierter Arzt, Abhilfe schaffen soll, nehmen manche Männer sogar Abstand von ihrem Kinderwunsch.

Ein Fremder wird die Befruchtung vornehmen? Das, was den Mann im klassischen Sinne ausmacht? Das kann nicht nur bei Männern zur Verwirrung und Schamgefühlen führen. Um aus diesem Ohnmachtserleben heraus zu kommen, ist es für viele Paare naheliegend, sich gegen eine Fremdeinwirkung zu entscheiden und von dem Wunschkind erst einmal Abstand zu nehmen.

Häufig werden Zeugungsschwierigkeiten auch einer höheren Macht zugeschrieben oder als gottgegeben hingenommen. Andererseits gelten kinderlose Ehen in vielen Kulturen noch als eine Schande, was betroffene Frauen in religiöse und familiäre Gewissenskonflikte bringt. Zieht man eine

Parallele zu anderen Schicksalsschlägen, wie zum Beispiel zu einer Krebserkrankung, so wird wohl kaum jemand die gesellschaftliche Einstellung vertreten: „Sie haben zwar Krebs und dank des medizinischen Fortschritts können wir Ihnen heutzutage gut helfen, aber Sie sollten besser nicht in Ihr Schicksal eingreifen!" Und doch gibt es einige Verfechter, die in Bezug auf eine kinderlose Ehe genau diesen Standpunkt argumentativ vertreten.

Wenn sich das Paar aus religiösen oder anderen persönlichen Gründen dagegen entscheidet, auf unnatürliche Weise die Nachwuchsplanung zu forcieren, dann ist das auch eine gute Entscheidung. Herrscht die Überzeugung vor, man solle nicht in die Natur eingreifen, da dann womöglich auch noch ein behindertes Kind herauskommt, ist mit einer solchen Einstellung eine Behandlung ohnehin wenig erfolg versprechend.

Andere Paare würden für ihren Kinderwunsch bis ans Ende der Welt reisen oder hohe Schulden bei der Bank in Kauf nehmen. Was für den einen wie eine Erlösung klingt, kann bei diesem Thema für den anderen die Hölle bedeuten.

Um sich selbst die Entscheidungsfindung zu erleichtern, sollte eine sachliche und fachlich genaue Auseinandersetzung mit den möglichen Risiken und Nebenwirkungen einer künstlichen Befruchtungsbehandlung erfolgen. Falsche Annahmen über die Auswirkungen einer Hormonstimulation, wie zum Beispiel eine relevante Gewichtszunahme oder starke Stimmungsschwankungen, halten sich im Volksmund ebenso hartnäckig wie die Sorge, ein krankes Kind produzieren zu lassen.

Sie selbst sind und bleiben die Weichensteller und entscheiden, wie weit und in welche Richtung Ihre Kinderwunschbehandlung geht. Was für Sie richtig erscheint, kommt für andere Paare gar nicht erst in Betracht. Scheuen Sie nicht davor zurück, sich die Unterstützung zu holen, die Sie brauchen. Je besser Sie sich vorab rüsten, desto länger wird Ihr Durchhaltevermögen auf dem Weg zu Ihrem Wunschkind sein.

Machen Sie sich selbst stark und wählen Sie Ihre Wegbegleiter gezielt aus: Ihren Partner, Lieblingsmenschen, Fachliteratur, Selbsthilfegruppen oder auch einen Psychotherapeuten.

Vermutlich haben Sie für sich selbst bereits eine eindeutige Position bezogen und wissen, was Ihre nächsten Schritte sein werden. Dennoch empfehle ich Ihnen, sich über die folgenden Fragen ein paar Gedanken zu machen. Anhand Ihrer Notizen erkennen Sie umso besser, ob noch Klärungsbedarf mit beispielsweise Ihrem Partner besteht.

Wie stark schätze ich meinen Kinderwunsch ein?

Hat mein Partner ein Gefühl dafür, wie wichtig es mir ist?

Fühle ich mich ausreichend stabil, eine Kinderwunschbehandlung zu beginnen?

Welche externe Unterstützung könnte ich mir suchen?

Wie denkt mein Partner über dieses Thema?

Wie gehen wir als Paar mit unserer Kinderlosigkeit um?

Welche Hilfsangebote haben wir bisher in Anspruch genommen?

____

____

____

Welche Fähigkeiten müsste ich mir noch aneignen, um mit der Belastung besser umgehen zu können? (z. B. Zuversicht; Gelassenheit; Optimismus; Weitsicht …)

____

____

____

2

Medizinisches Wissen

2.1 Das Spermiogramm

Das Ejakulat des Mannes sollte erst dann untersucht werden, wenn nach einem Jahr eine erwünschte Schwangerschaft nicht eintritt. Mit einer leichten Beeinträchtigung des Spermiogramms kann man dennoch zeugungsfähig sein, weshalb sich Paare mit dieser Diagnose keinesfalls verrückt machen sollten.

Da Spermien nicht sehr stabil sind, setzt das in der Regel voraus, dass der Mann in der Praxis ejakuliert. Dafür gibt es in der Regel einen eigenen *Gewinnungsraum,* der den Umständen entsprechend eingerichtet ist und möglichst gängige Männerfantasien ansprechen soll. Manchen Männern ist das zwar etwas unangenehm, aber ohne die Untersuchung der Spermien kann keine klare Aussage getroffen werden. In einigen Fällen kann die Probe auch zu Hause gewonnen und zügig in der Praxis abgegeben werden, sofern der Wohnort nicht zu weit weg liegt. Vor der Untersuchung wird dem Mann eine Karenzzeit von drei bis fünf Tagen angeraten, da sonst möglicherweise in der Probe die Menge der Spermien reduziert sein kann. Die Anzahl der Samenzellen, die Beweglichkeit und die Morphologie werden mithilfe spezieller Zählkammern mikroskopisch ermittelt. Das bedeutet, dass nicht nur beurteilt wird, wie viele Spermien ein goldenes Schwimmabzeichen haben, sondern auch, ob Sie über die komplette Grundausstattung (Kopf, Hals, Schwanz) verfügen. Laut der Weltgesundheitsorganisation (WHO) ist es für die Zeugungsfähigkeit ausreichend, wenn fünf Prozent aller Spermien diese

J. Kuehn, *(Un-)Erfüllter Kinderwunsch,*
https://doi.org/10.1007/978-3-662-59484-1_2

Kriterien aufweisen. Weitere Kriterien der WHO definieren ein Gesamtvolumen von 1,5 ml, in dem mindestens 15 Mio. Spermien pro Milliliter vorhanden sein sollten, von denen sich 32 % vorwärts bewegen. Eine spezielle Färbung der Spermien mittels des Farbstoffs Eosin macht es möglich, selbst bei gänzlicher Unbeweglichkeit die Spermien zu identifizieren, die noch lebendig sind.

Ein auffälliges Ergebnis ist kein Drama, da Spermien in Chargen produziert werden, deren Qualität sehr unterschiedlich ausfallen kann. Deshalb wird in der Regel eine Wiederholung der Untersuchung nach circa sechs bis acht Wochen empfohlen, wenn eine neue Fuhre im Hoden zur Verfügung steht.

Unabhängig davon, wie schlecht das Ergebnis ausfällt, so ist es doch in fast allen Fällen möglich, dass diese Männer mit reproduktionsmedizinischer Hilfe Kinder zeugen können.

Was aber verschlechtert die Qualität des Spermas? Wieso sind zunehmend mehr Männer von diesem Problem betroffen?

Wir wissen heute ziemlich sicher, dass Erkrankungen in der Kindheit, wie zum Beispiel eine Hodenentzündung durch Mumps oder ein anhaltender Hodenhochstand die Ursache sein können. Auch ein fortgesetzter Nikotinabusus, Übergewicht und andere ungesunde Lebensgewohnheiten reduzieren die Funktionalität der Spermien. Eine Überwärmung der Leistenregion durch übermäßigen Sport, ein heißer Laptop auf den Beinen, die Sitzheizung im Auto oder andere Wärmequellen in der Nähe der Hoden sind ebenfalls bekannte Risikofaktoren. Eine Störung der Samenzellbildung kann aber auch genetisch vererbt sein oder durch Diabetes, Durchblutungsstörungen, Krampfadern im Hodensack, Infektionen oder chromosomale Störungen verursacht sein. Sind keinerlei Spermien im Ejakulat nachweisbar, können Verletzungen oder Operationen in der Leistengegend und auch Verklebungen der Samenleiter nach sexuell übertragbaren Erkrankungen, Gründe für mechanische Hindernisse darstellen.

Wenn ein Mangel an Spurenelementen vorliegt, dann kann sich die Gabe von Zink und Selen positiv auf die Spermienqualität auswirken. In allen anderen Fällen scheinen die zahlreichen auf dem Markt erhältlichen Fertilitätspräparate eher eine Erfindung der Industrie zu sein.

Anhaltender psychischer Stress geht mit einer Erhöhung des Cortisolspiegels einher, was sämtliche Vorgänge im Körper negativ beeinflusst, so sicherlich auch das Erbgut. In den Wartezimmern der Kinderwunschpraxen sah ich auffallend viele gestresst wirkende Männer in Anzug und Krawatte, die vorzeitig ergraut schienen.

Darüber hinaus wissen wir allerdings relativ wenig darüber, warum beispielsweise auch augenscheinlich gesunde, schlanke und sportliche Männer eine schlechte Spermienqualität aufweisen.

2.2 Anti-Müller-Hormon

So wie das Spermiogramm des Mannes Aussagen über die Qualität des Samens zulässt, so gilt das Anti-Müller-Hormon bei der Frau als relevanter Marker in der Reproduktionsmedizin, da es nur ganz geringen zyklusabhängigen Schwankungen unterliegt und leicht zu bestimmen ist. Mittlerweile ist jedoch bekannt, dass der Wert bei einer länger bestehenden oralen Einnahme der Antibabypille um 30 % sinkt. Das bedeutet aber nicht automatisch, dass die Fruchtbarkeit der Frau auch um 30 % reduziert ist.

Bei erwachsenen, fruchtbaren Frauen unter 30 Jahren liegt der Wert zwischen einem und fünf Nanogramm pro Milliliter. Mit dem 30. Lebensjahr fällt er dann kontinuierlich ab, was bei einem kleinen Teil der Frauen so schnell erfolgt, dass sie mit Werten unter einem Nanogramm pro Milliliter eine deutlich eingeschränkte ovarielle Funktion haben. Bei jeder Frau tickt diese biologische Uhr unterschiedlich schnell. Die meisten Frauen kommen erst mit 50 Jahren in die Wechseljahre, manche sogar erst mit 60 Jahren. In dieser Zeit erfolgt eine hormonelle Umstellung im Körper. In der Regel gehen Unregelmäßigkeiten in den menstruellen Perioden einem gänzlichen Ausbleiben der Monatsblutung voraus. Wenn sich die Eizellreserve bereits vor dem 40. Lebensjahr erschöpft, spricht man von einem „vorzeitigen" Eintritt in die Wechseljahre. Zwischen 40 und 50 Jahren spricht man von einer „frühen Menopause". Schon einige Jahre vor dem Beginn der Wechseljahre sinkt das Anti-Müller-Hormon unter die Nachweisgrenze, sodass dann ein Wert unter 0,1 ng/ml gemessen wird. Aber auch das lässt keine Aussagen darüber zu, wie hoch die Schwangerschaftschancen sind, wann die Blutung tatsächlich komplett ausbleiben wird oder ob noch verhütet werden sollte. Regelmäßige Zyklen mit einem Eisprung sagen deutlich mehr aus als ein Laborparameter.

Je älter eine Frau wird, desto wahrscheinlicher ist es jedoch, dass Zyklen ohne Eisprung gehäuft auftreten. Auch unreife Follikel und lange Zyklen mit einer stark verlängerten Follikelreifungsphase kommen bei jeder fruchtbaren Frau vor, vor allem nach dem Absetzen einer langjährigen Kontrazeption. Halten diese Ovulationsstörungen aber über einen längeren Zeitraum an, reduzieren sie die Fruchtbarkeit deutlich.

Das Anti-Müller-Hormon lässt lediglich Aussagen über die ovarielle Funktionsreserve zu. Es sagt etwas darüber aus, wie gut die Eierstockfunktion noch ist. Ein niedriger Wert kann darauf hinweisen, dass die Eizellreserve zur Neige geht und fruchtbare Zyklen seltener werden. Das AMH wird auch dazu verwendet, den Erfolg einer In-vitro-Fertilisation und die erforderlichen Hormondosen für die Stimulationsbehandlung abzuschätzen. Deshalb ziehen viele private Krankenkassen diesen Wert als ein Kriterium für die Bewilligungsbescheide einer Kinderwunschbehandlung heran. Eine Frau jenseits des 35. Lebensjahres wird dann aufgefordert, diesen Wert dem medizinischen Dienst der Krankenkasse einzureichen. Lassen Sie sich davon nicht verunsichern, selbst wenn Ihr Wert außerhalb des Referenzbereiches liegt, der für Ihr Alter angegebenen ist. Zwar nimmt die Konzentration des Hormons im Blut mit dem Alter ab, das sagt jedoch nichts darüber aus, wie gut Sie schwanger werden können. Solange noch ab und zu eine Monatsblutung vorhanden ist, stehen auch noch Eizellen zur Verfügung.

Im Rahmen einer Kinderwunschbehandlung kann auch bei niedrigem Hormonwert durch eine hohe Medikamentendosis eine ausreichende Anzahl an Eizellen gewonnen werden. Solange Eizellen punktiert und befruchtet werden können, ist die Aussagekraft eines zu niedrigen oder nicht mehr nachweisbaren Hormonwertes gering! Es ist vielmehr ein Zusammenspiel vieler Faktoren, die über den Erfolg einer Behandlung entscheiden.

Weitere Parameter, die zu psychischem oder physischem Stress führen, können einen negativen Einfluss auf die Fruchtbarkeit einer Frau haben. Rauchen, Alkoholmissbrauch und andere Suchtmittel, Schlafmangel, Magersucht, starkes Übergewicht, Östrogenmangel und anhaltender psychischer Stress führen zu Zyklusstörungen und einer gestörten Eizellreifung.

Eine Schilddrüsenfunktionsstörung kann ebenfalls den Eintritt einer Schwangerschaft erschweren. Diese Fehlfunktion können Sie mit einer einzigen Blutabnahme, der Bestimmung des TSH-Wertes (Thyroidea stimulierendes Hormon), bei Ihrem Hausarzt ausschließen lassen.

In eher seltenen Fällen kann auch eine immunologische Sterilität vorliegen. Das bedeutet, dass das eigene Immunsystem die Ei- oder Samenzellen angreift, was die Einnistung des Embryos erschwert oder zu wiederholten Fehlgeburten führen kann. Über diesen autoimmunologischen Mechanismus wissen wir allerdings noch nicht genug, um abschließend klare Empfehlungen geben zu können.

Eine Reihe anatomischer und entzündlicher Veränderungen an den weiblichen Geschlechtsorgangen reduzieren ebenfalls die Fruchtbarkeit, worauf ich im Abschnitt über die *In-vitro-Fertilisation* näher eingehen werde.

2.3 Die Kinderwunschbehandlung

Obwohl in vielen Fällen der Wunsch nach einem Kind lange vorhanden ist, wird die Familienplanung oftmals erst spät angegangen.

Schwangerschaften werden heute meist genau geplant und mit den beruflichen und persönlichen Plänen abgestimmt. Zuvor ist häufig eine langjährige Verhütung erfolgt, sodass sich die Frage einer möglichen Unfruchtbarkeit gar nicht erst gestellt hat. Der Gedanke an eine eventuell bestehende Zeugungsunfähigkeit ist gesellschaftlich soweit tabuisiert, dass Betroffene ihre Befürchtungen eher verdrängen, als sich mit einer möglicherweise bestehenden Problematik konstruktiv auseinanderzusetzen.

Die Verwirklichung des Kinderwunsches fällt damit oft in das letzte Viertel der fertilen Lebensphase der Frau, in der die Fruchtbarkeit vor allem bei der Frau bereits gravierend nachgelassen hat. Bei einem Mann jenseits des 40. Lebensjahres nimmt die Spermienanzahl und Qualität ebenfalls drastisch ab. Wenn bereits bekannt ist, dass Einschränkungen der Fruchtbarkeit vorliegen, ist eine Schwangerschaft auf natürlichem Wege in einem absehbaren, noch fruchtbaren Zeitraum zunehmend unwahrscheinlich. Das bedeutet, dass Paare, die sich in einer Kinderwunschpraxis vorstellen, meist einen langen Weg hinter sich haben. Oftmals vergeht viel Zeit, bis Hemmungen überwunden und professionelle Hilfe in Anspruch genommen wird.

Die folgenden Ausführungen über Therapiemöglichkeiten und Behandlungsabläufe erfüllen nicht den Anspruch auf Vollständigkeit, sondern sind auf die Informationen beschränkt, die Ihnen einen Einblick in diesen Themenbereich geben und Klarheit über Ihre persönliche Situation schaffen sollen.

Stimulierter Zyklus

Im optimalen Alter einer gesunden Frau liegt die Wahrscheinlichkeit für eine Schwangerschaft bei 20–25 % pro Zyklus, sofern regelmäßiger Geschlechtsverkehr vor dem Eisprung erfolgt.

Der erste Ansprechpartner ist in der Regel der gynäkologische Facharzt, der Sie anhand einer ausführlichen Anamnese weiter beraten sollte. Wenn noch keinerlei Diagnostik erfolgt ist, empfiehlt es sich, mindestens einmal ein Zyklusmonitoring durchzuführen. Das bedeutet, dass die Frauenärztin oder der Frauenarzt zu Beginn des Zyklus, zur Zeit des Eisprungs und in der zweiten Zyklushälfte, eine Blutabnahme veranlasst. Parallel dazu werden die Gebärmutterschleimhaut und die Eierstöcke im Ultraschall dargestellt.

Das Vorhandensein eines ausreichend großen Follikels ist ebenso wichtig wie die Tatsache, ob es dann tatsächlich zu einem Eisprung kommt. Die Beobachtung eines Spontanzyklus hat auch den Vorteil, dass der ideale Zeitpunkt für einen *Geschlechtsverkehr nach Plan* bestimmt werden kann.

Wenn die Ursache für eine ausbleibende Schwangerschaft nicht festgestellt werden konnte und beispielsweise nur eine Störung der Eizellreifung oder unregelmäßige Zyklen vermutet werden, dann kann eine zeitlich begrenzte Hormoneinnahme die Ausgangssituation verbessern. Durch die hormonelle Unterstützung in der ersten Zyklushälfte reifen die Eizellen besser, sodass sich in manchen Fällen auch mehrere Follikel bilden, was allerdings die Wahrscheinlichkeit für eine Mehrlingsschwangerschaft erhöht. Meist wird dafür ab dem dritten Zyklustag Clomifen für fünf Tage eingenommen. Dieser selektive Östrogenrezeptormodulator hat den Wirkmechanismus, dass durch die Einnahme des Medikaments der Hirnanhangdrüse gemeldet wird, dass im Körper zu wenig Östrogen produziert wird. Die Hirnanhangdrüse schüttet daraufhin vermehrt das eizellstimulierende Hormon FSH aus, was die Eibläschen (Follikel) wachsen lässt. Die heranreifenden Eibläschen wiederum bewirken eine Erhöhung des Hormons Östrogen. Der starke Anstieg des Östrogens führt zu einer vermehrten Ausschüttung des luteinisierenden Hormons (LH). Der Anstieg von LH erfolgt sprunghaft, und das ist letztendlich der Auslöser für den Eisprung. Dieser LH-Peak kann 36 h vor dem Eisprung mit beispielsweise einem positiven Ovulationstest nachgewiesen werden. In der ersten Zyklushälfte erfolgt eine gynäkologische Kontrolle mittels Ultraschall, und daraufhin wird dem Paar der voraussichtliche Zeitpunkt für den Eisprung mitgeteilt. Der Eisprung kann auch gezielt um den 13. Zyklustag mit einer hormonhaltigen Spritze ausgelöst werden, sodass dadurch dem Paar das optimale Zeitfenster für den Beischlaf bekannt ist. Wenn es auf diese Weise zu einer Befruchtung und Einnistung der Eizelle kommt, ist dies ein weitgehend natürlicher und wenig belastender Vorgang.

Intrauterine Insemination

Wenn die Spermienqualität ausreichend gut ist und es dennoch nicht klappt, dann gibt es die Möglichkeit der Insemination, die in vielen Zentren in Deutschland angeboten wird. Dafür sollten in dem Ejakulat mindestens 10 Mio. Samenzellen vorhanden sein, von denen sich 30 % gut vorwärts bewegen.

Manchmal sind es *technische Probleme,* wie anatomische Veränderungen bei der Frau oder dem Mann, Erektionsschwierigkeiten oder ein undurchlässiger Zervixschleim, die den Beischlaf oder die Befruchtung erschweren.

Bei einer Insemination wird der Samen des Mannes aufbereitet und durch einen dünnen Katheter zum richtigen Zeitpunkt vor dem Eisprung in die Gebärmutter eingebracht. Da die Schwangerschaftswahrscheinlichkeit durch eine etwas erhöhte Anzahl an Follikeln verbessert werden kann, erhält die Frau meist eine milde Hormonstimulation mittels Clomifen oder einem anderen Hormonpräparat. Um das Mehrlingsrisiko zu begrenzen, sollte der Arzt darauf achten, dass nicht mehr als drei Follikel heranreifen. Am 9. Zyklustag erfolgt eine Ultraschallkontrolle, in der die Beschaffenheit der Gebärmutterschleimhaut und die Entwicklung der Follikel beurteilt werden. Wenn ein Follikel eine Größe von 18 mm erreicht hat, dann wird der Eisprung mit einer subcutanen Spritze ausgelöst. Danach hat der Arzt für das Einspülen der Spermaprobe bis zu 36 h Zeit.

Nach dieser Behandlung wird empfohlen, ebenso wie bei allen anderen künstlichen Befruchtungsmethoden, die Gelbkörperhormonphase in der zweiten Zyklushälfte medikamentös zu unterstützen. Durch die orale Einnahme oder die vaginale Applikation gelbkörperhaltiger Präparate wird der Aufbau der Gebärmutterschleimhaut unterstützt und die Einnistungswahrscheinlichkeit verbessert. Wenn es nicht zu einer Schwangerschaft kommt, werden diese Präparate wieder abgesetzt.

Diese Methode wird von vielen Paaren recht gut angenommen, da sie nur ein kleiner Eingriff in die Natur bedeutet. Es erfolgt eine natürliche Selektion, da die Spermien des Mannes selbst darüber entscheiden, ob sie die Eizelle befruchten wollen und welches Spermium am Ende des Rennens den Pokal bekommt. Da das ganze innerhalb des Körpers der Frau stattfindet, gleicht es einer natürlichen Zeugung.

In-vitro-Fertilsation (IVF)

Bei der In-vitro Fertilisation erfolgt die Befruchtung außerhalb des Körpers. Das erste, durch diese Methode in Deutschland entstandene Baby, wurde im April 1982 in Erlangen geboren. Robert Geoffrey Edwards, ein britischer Physiologe und Pionier auf dem Gebiet der Reproduktionsmedizin entwickelte zusammen mit dem britischen Gynäkologen Patrick Steptoe die In- vitro-Fertilisation und erhielt dafür 2010 den Nobelpreis für Physiologie und Medizin.

Bei einigen Frauen sind die Eileiter aufgrund von Voroperationen oder vorangegangenen Infektionen nicht durchlässig. Auch eine Endometriose, das ist eine chronische, oftmals schmerzhafte Erkrankung der Frau, bei der sich Gebärmutterschleimhaut außerhalb der Gebärmutter im Bauchraum ablagert, kann aufgrund von Verklebungen der Organe zu Fruchtbarkeitsstörungen führen.

Wenn die Eierstöcke vergrößert sind und von mehreren Follikeln durchsetzt sind, spricht man von einem PCO-Syndrom. PCO steht für „polyzystische Ovarien“, die ein hormonelles Ungleichgewicht bewirken können, sodass der Eisprung und die Monatsblutung gegebenenfalls gänzlich ausbleiben. Manchmal ist die Krankengeschichte aber auch völlig unauffällig, obwohl die Eileiter nicht durchgängig sind oder andere Auffälligkeiten der Fortpflanzungsorgane vorliegen.

Die oben aufgeführten Erkrankungen können durch eine kurze Bauchspiegelung diagnostiziert werden. Während dieser Untersuchung schaut man unter Vollnarkose mit einer Kamera in den Bauchraum und untersucht die inneren Geschlechtsorgane auf krankhafte Veränderungen. Im Rahmen dieser Untersuchung kann auch mithilfe einer Kontrastmitteldarstellung die Durchgängigkeit der Eileiter geprüft werden. Eine weitere Möglichkeit der Eileiterdiagnostik, die ohne Narkose durchgeführt wird, besteht in der sonografischen Darstellung der Eileiter, die sich nach Einspritzen eines zuckerhaltigen Kontrastmittels in die Gebärmutter im Ultraschall darstellen lassen. Sind die Eileiter zum Beispiel nicht durchgängig, so kommt nur eine künstliche Befruchtung außerhalb des Körpers in Betracht.

Wenn die Ursache einer ausbleibenden Schwangerschaft nicht abschließend geklärt werden konnte oder stattgefundene Inseminationen nicht zum gewünschten Erfolg geführt haben, dann stellt die künstliche Befruchtung eine realistische Erfolgschance für diese Paare dar.

Bei der In-vitro-Fertilisation werden die Eizellen mit dem aufbereiteten Sperma in einem Reagenzglas zusammengebracht. So erfolgt eine natürliche Selektion der mobilen und schnellen Spermien. Es findet eine spontane Befruchtung statt, die weniger aufwendig und kostengünstiger ist als die anschließend beschriebene ICSI-Methode.

In Deutschland ist die In-vitro-Fertilisation zulässig, wenn bei einem Ehepaar ein Jahr lang trotz regelmäßigen, ungeschützten Geschlechtsverkehrs eine Schwangerschaft ohne ersichtlichen Grund ausbleibt. Bei einer IVF-Behandlung sollte man in jedem Fall mit einem Selbstkostenanteil von 1500 EUR rechnen.

Wenn eine Präimplantationsdiagnostik (PID) aufgrund familiär bekannter, genetisch übertragbarer Krankheitsrisiken angezeigt ist, ist eine IVF-Behandlung auch bei fruchtbaren Paaren zugelassen, da hierfür eine spezielle Untersuchung der Eizellen im Labor erforderlich ist. Nur wenn Eizellen entnommen werden, können sie auch genetisch untersucht werden. Diese Art der Embryonen-Testung ist in Deutschland allerdings nur in wenigen, ausgewählten Fällen zulässig und betrifft vor allem die Polkörperdiagnostik, die nur Aussagen über die mütterlichen Erbinformationen zulässt. In dem Kapitel über „PID" erfahren Sie mehr über die Möglichkeiten dieser genetischen Testung.

Intrazytoplasmatische Spermieninjektion (ICSI)

Wenn eine Befruchtung der Eizellen mittels In-vtro-Fertilisation Erfolg versprechend ist, dann sollte dies bei einer ausreichend großen Eizellmenge bevorzugt gemacht werden, bevor man das Paar dahin gehend berät, eine intrazytoplasmatische Spermieninjektion durchführen zu lassen.

Bei der Intrazytoplasmatischen Spermieninjektion, kurz ICSI, spritzt ein darin geschulter Biologe oder eine Biologin eine unter dem Mikroskop gut aussehende Samenzelle direkt in das Zytoplasma einer Eizelle ein. Ein Scheitern der Befruchtung kann durch diesen Vorgang annähernd ausgeschlossen werden. Eine menschliche Hand entscheidet jedoch darüber, welche Samenzelle für die Befruchtung verwendet wird. Das ist der entscheidende Unterschied zu der vorherigen IVF-Methode. Eine ICSI findet meist Anwendung, wenn vorangegangene In-vitro-Fertilisations-Versuche erfolglos blieben oder eine zu schlechte Spermienqualität vorliegt. Derzeit tendiert man in der Praxis dazu, der Frau nach einer Hormonstimulation mehrere Eizellen zu entnehmen und mit den Spermien des Mannes zu befruchten. Im Gegensatz zu anderen Ländern darf heutzutage in Deutschland keine gezielte Auswahl der befruchteten Eizellen nach ihrer Entwicklung zum Embryo erfolgen. Deshalb bleiben die Embryonen meist nur drei Tage in dem Kulturmedium. Am dritten Tag befinden sich die Embryonen nach mehreren Zellteilungen im 6- bis 8 – Zell-Stadium. Dann werden sie unter Einhaltung der Wärmekette aus dem Brutschrank genommen, nach optischen Kriterien in ihrer Qualität begutachtet und bis zu drei Embryonen in die Gebärmutter eingesetzt. Aufgrund des Risikos der Mehrlingsschwangerschaften tendieren viele Zentren jedoch dazu, nur einen, maximal zwei Embryonen einzusetzen. Wenn eine längere Kulturzeit angestrebt wird, so hat dies den Vorteil, dass nach ungefähr fünf Tagen das Stadium der Blastozyste erreicht wird. Das ist ein Zellhaufen von bis zu mehreren hundert Zellen, von dem man sich eine bessere Chance auf eine Einnistung erhofft. Allerdings wird altersabhängig nur in 10–40 % aller kultivierten Embryonen das Blastozystenstadium erreicht.

Die ICSI ist somit die reproduktionsmedizinische Methode der Wahl für Männer mit stark eingeschränkter Spermienqualität. Selbst wenn der Fall eintritt, dass keinerlei Samenzellen in der Samenflüssigkeit mikroskopisch gesehen werden, kann mit einer kleinen Operation, einer Punktion des Hodens, befruchtungsfähige Samenflüssigkeit aus dem Hoden oder dem Nebenhoden entnommen werden.

Die Kosten liegen zwischen 4000 und 8000 EUR pro Behandlungszyklus und können von Zentrum zu Zentrum stark schwanken.

Nehmen Sie sich ausreichend Zeit dafür, mit Ihrem Arzt zu klären, welches Verfahren für Sie infrage kommt.

Kryokonservierung/Kryozyklus

Der Behandlungsablauf ist bei der IVF und der ICSI ähnlich. Am Folgetag nach der Punktion wird geschaut, wie viele Eizellen reif waren und befruchtet werden konnten. Sind mehr als fünf befruchtete Eizellen entstanden (Zellen im Vorkernstadium), so wird man Ihnen sicherlich dazu raten, einige davon in die Kultur zu geben und die Übrigen im Vorkernstadium kryokonservieren zu lassen. Kryokonservieren bedeutet, dass diese befruchteten Zellen bei minus 196 °C in flüssigem Stickstoff eingefroren und gelagert werden. Nachdem sie eingefroren wurden, können Sie zu jedem beliebigen Zeitpunkt – auch noch nach Jahren – wieder aufgetaut und zu Zwecken der Fortpflanzung verwendet werden.

Wenn für das Paar der geeignete Zeitpunkt gekommen ist, eine weitere Behandlung durchzuführen, bedarf dies keines zeitlichen Vorlaufs.

Dieser Vorteil wird nicht nur von Kinderwunschpaaren genutzt, sondern auch von Frauen mit einer Krebserkrankung. Da das Ausmaß einer möglichen Schädigung der Fortpflanzungsorgane durch eine Chemotherapie nicht vorhersagbar ist, wird Frauen im fruchtbaren Alter vor der Therapie zu einer Eizellentnahme und anschließender Kryokonservierung geraten. Männer können ebenso betroffen sein, sodass eine rechtzeitige Kryokonservierung ihres Spermas einer möglichen Zeugungsunfähigkeit durch Chemo- oder Strahlentherapie, Sterilisation oder zunehmendes Alter vorbeugt.

Durch diese technische Möglichkeit wurde auch das gesellschaftlich stark umstrittene *Social freezing* ermöglicht, das das vorsorgliche Einfrieren von unbefruchteten Eizellen ohne medizinischen Grund bezeichnet. Es gibt Frauen die Möglichkeit, auch in einem biologisch fortgeschrittenen Alter die Chancen auf eine Schwangerschaft zu erhöhen, unabhängig davon, ob eine berufliche Karriere, ein fehlender Partner oder der Wunsch nach einer Vorsorge für die spätere Fruchtbarkeit die Beweggründe sind. Allerdings gilt zu bedenken, dass mit fortschreitendem Alter die Qualität der Eizellen abnimmt, sodass eine Eizellentnahme und Kryokonservierung mit beispielsweise 37 Jahren und einer Rückgabe mit über 40 Jahren nur eine sehr wage Versicherung gegen Fruchtbarkeitsschwierigkeiten darstellt.

Die Kosten für die Entnahme belaufen sich auf mehrere tausend Euro, und für die Aufbewahrung müssen jährlich ca. 300 EUR gezahlt werden.

Ein Kryozyklus ist für den Körper etwas weniger belastend, da er im natürlichen Zyklus durchgeführt werden kann, sodass lediglich zur besseren zeitlichen Abstimmung der Eisprung ausgelöst wird.

Eine andere Möglichkeit besteht darin, zuerst Östrogene und etwas später das Gelbkörperhormon täglich zuzuführen, sodass optimale Bedingungen in der Gebärmutter für die Einnistung des Embryos geschaffen werden und der Eisprung stimuliert wird. Ein Hormonmangel kann quasi nicht auftreten, da je nach Behandlungsprotokoll durch die orale, vaginale und transdermale Applikation jeglicher Hormonmangel ausgeglichen würde. Die Patientin stellt sich kurz vor dem Eisprung zu einer Ultraschallkontrolle und dann nochmals für den anschließenden Transfer in der Praxis vor. Aufgrund der Hormonsubstitution während des Zyklus ist in der Regel auch keine Blutkontrolle erforderlich. Die Erfolgsraten in einem Kryozyklus sind in den letzten Jahren ähnlich hoch gewesen, wie in einem Frischzyklus (siehe Abschn. 2.5).

Die Kosten werden in der Regel nicht von der gesetzlichen Krankenkasse übernommen, sind aber deutlich geringer als bei einem IVF oder ICSI- Zyklus und liegen zwischen 500 und 1200 EUR.

Bezüglich der Überlebens- und Entwicklungsraten der kryokonservierten Eizellen nach dem Auftauen sind ähnliche Zahlen bekannt. Etwa 80–90 % der eingefrorenen Embryonen zeigen gute Ergebnisse nach dem Auftauen, weshalb sich dieser Vorgang auch bei einer kleinen Anzahl an Eizellen lohnt.

2.4 Risiken der künstlichen Befruchtung

Wenn man die körperliche und psychische Belastung einzeln betrachtet, tritt das körperliche Risiko fast in den Hintergrund. Obwohl vor allem die körperlichen Nebenwirkungen in Kinderwunschzentren dokumentiert und in Studien gemessen werden, ist die Relevanz der psychischen Auswirkungen weitaus größer.

Im weiteren Verlauf der Lektüre dieses Ratgebers werden Ihnen Hilfestellungen geboten, wie Sie die erforderlichen Verarbeitungsprozesse und emotionalen Entwicklungsschritte während dieser Achterbahnfahrt psychisch gut bewältigen können.

Die körperliche Empfindung eines jeden Menschen ist völlig unterschiedlich. Ein Schmerzempfinden ist ebenso individuell wie die subjektive Verträglichkeit einer Hormonbehandlung. Selbst wenn medizinisch betrachtet im Ultraschall und im Blut alle Parameter normwertig erscheinen, kann sich die Patientin todkrank, aufgedunsen oder deprimiert fühlen. Immerhin greifen wir extern in den Hormonhaushalt ein, puschen unsere Fortpflanzungsorgane mit Medikamenten und muten dem Körper eine unnatürliche Situation zu. In keinem natürlichen Zyklus reifen mehr als zwei Eizellen heran.

Es konnte jedoch beobachtet werden, dass die Verträglichkeit der Hormonbehandlung mit der jeweiligen Erwartungshaltung der Frau korreliert. Wer also häufig gehört hat, dass man darunter an Gewicht zunimmt oder starke Stimmungsschwankungen hat, der wird möglicherweise genau das bei sich wahrnehmen, ohne dass es objektiv messbar ist.

Die Verträglichkeit der Behandlung steigt auch mit der Sympathie zu dem behandelnden Arzt und der Zuversicht in die Behandlung. Eine Vertrauensbasis muss vorhanden sein. Wer sich gut betreut fühlt, wird jegliche Nebenwirkung leichter ertragen können und anders bewerten als jemand, der schon beim Betreten der Praxis ein ungutes Gefühl verspürt. Hören Sie deshalb gut in sich hinein, ob Sie sich mit der Wahl Ihrer Praxis wohlfühlen.

Während einer solchen Behandlung sollte man jeglicher Empfindung Beachtung schenken, ohne sich dabei durch Selbstbeobachtung verrückt zu machen. In einer Vielzahl der Fälle wird die Hormonstimulation glücklicherweise gut vertragen. Wenn sehr viele Eizellen heranreifen, kann ein unangenehmes Druckgefühl in den Eierstöcken auftreten, was aber meist auszuhalten ist und nach der Punktion wieder verschwindet. Einige Frauen vertragen jedoch die Narkose nicht so gut oder fühlen sich nach der Punktion so stark körperlich beeinträchtigt, dass eine Krankschreibung für mehrere Tage erforderlich ist.

In ungefähr einem Prozent der Behandlungen, vor allem dann, wenn die erforderliche Hormonmenge aus vorherigen Behandlungszyklen noch nicht bekannt ist, kann es zu einem Überstimulationssyndrom kommen. Das macht sich durch vermehrte Übelkeit, Erbrechen, Durchfall, verminderte Harnproduktion, Bauchschmerzen und Atembeschwerden bemerkbar. Schmerzhafte Zysten an den Eierstöcken, Wassereinlagerungen im Körper und eine Verdickung des Blutes können auftreten und müssen dann engmaschig kontrolliert werden. Je nach Ausprägung ist für einige Tage auch eine stationäre Überwachung erforderlich. Eine Lungenembolie, das ist eine Ansammlung von Blutgerinnseln im Lungenkreislauf, ist die schwerwiegendste Folge einer solchen Überstimulation. Schwere Überstimulationen treten aber nur in 0,2 % aller Fälle auf. Laut der Studienauswertungen von 2017 kam es in einem Prozent aller Eizellentnahmen zu leichten und schweren Zwischenfällen wie Blutungen, Darmverletzungen und Bauchfellentzündungen, wobei in 70 % der Fälle nur harmlose vaginale Blutungen dokumentiert wurden.

In seltenen Fällen kann es vorkommen, dass die Eierstöcke aus anatomischen Gründen gar nicht punktiert werden können oder die Punktion aufgrund einer zu geringen Anzahl von Eizellen „leer“ ausfällt. Wenn es nicht gelingt, die Eizellen zu befruchten, dann kann eine stark eingeschränkte Spermien- oder Eizellqualität die Ursache sein. Das kann in circa 2 % der Fälle auftreten. In dieser Situation sollten Sie mit Ihrem Arzt andere Wege besprechen, wie Sie ihren Kinderwunsch vielleicht realisieren können.

Auch ein vorzeitiger Eisprung wird als Risiko aufgeführt, was aber praktisch nie vorkommt.

Die Gefahr einer Eileiterschwangerschaft ist bei einer künstlichen Befruchtung etwas erhöht, da es bei primärer Sterilität häufiger anatomische Auffälligkeiten gibt, die dies begünstigen. 2016 lag die Rate bei 1,3 %, bezogen auf alle erfassten Behandlungszyklen.

Risiken wie technisches Versagen des Brutschrankes oder eine Verwechselung der Probe durch menschliches Versagen sind äußert selten.

Nicht zuletzt wäre da noch die Möglichkeit einer Mehrlingsschwangerschaft zu nennen, die ein medizinisches Risiko für die Mutter und die Kinder darstellt. Das Auftreten von Zwillingsschwangerschaften in Ihrer Familie oder der Ihres Partners hat jedoch keinen Einfluss auf das Mehrlingsrisiko unter einer künstlichen Befruchtung. Dieses ist vor allem abhängig von der Anzahl der eingesetzten Embryonen und deren Qualität. Obgleich das Komplikationsrisiko nicht zu vernachlässigen ist und zwei Babys zugleich eine Menge Mehrarbeit und gute Nerven erfordern, so freuen sich die meisten Paare dennoch sehr darüber. Vor allem wenn der Wunsch besteht, mehrere Kinder großziehen zu wollen, werden damit gleich zwei oder drei Fliegen mit einer Klappe geschlagen. Die Aufgabe eines verantwortungsbewussten Arztes ist es jedoch, die Rate an Mehrlingsschwangerschaften so gering wie möglich zu halten, ohne der Patientin die für sie besten Therapiechancen vorzuenthalten.

2.5 Statistik bezüglich der Erfolgswahrscheinlichkeit

(Deutsches IVF Register [DIR], Jahrbuch 2017)

Auch bei einer künstlichen Befruchtungsbehandlung ist der Eintritt einer Schwangerschaft ebenso wenig planbar, wie auf natürlichem Wege, sodass manche Frauen zu Stammkundinnen der Kinderwunschklinik werden.

In der Regel dauert eine Kinderwunschbehandlung aber auch deutlich länger als ein Jahr, manchmal mehrere Jahre, sodass man das Praxisteam mit der Zeit gut kennenlernt.

Es ist eine ganz natürliche Reaktion, dass mit jedem gescheiterten Versuch die Ängste und Zweifel zunehmen, jemals ein eigenes Kind zu bekommen. Misserfolge beeinflussen unbewusst Ihre Zukunftsprognosen und können Ihre innere Einstellung negativ beeinflussen. Wenn Sie sich die statistischen Erfolgswahrscheinlichkeiten für die jeweilige Situation genau anschauen, hat das den Vorteil, dass Sie sich nicht vorzeitig entmutigen lassen. Das Vertrauen auf die Statistik ist jedoch keine Garantie für eine Schwangerschaft, da eine kleine Anzahl von Frauen trotz aller Maßnahmen nie schwanger wird. Aber es hilft Ihnen dabei zu verstehen, dass weder zwei noch drei gescheiterte Versuche etwas über Ihre persönliche Erfolgswahrscheinlichkeit aussagen. Denn nach drei Behandlungsversuchen bekommt beispielsweise nur rund die Hälfte der Paare ein Kind.

Es geht nicht darum, dass Sie sich im Vorfeld überlegen, wie viele Versuche Sie maximal durchführen lassen wollen, sondern eine Idee davon zu bekommen, wie Erfolg versprechend und sinnvoll es ist, auch nach dem fünften Versuch weiter zu machen. Medizinische Empfehlungen können Sie bei der Entscheidung, die Behandlung fortzuführen oder abzubrechen zwar unterstützen, jedoch kennen erfahrungsgemäß einige Ärzte die genaue Statistik nicht oder werben mit unseriösen Schwangerschaftsraten. Von einer offenen und ehrlichen Beratung bezüglich Ihrer individuellen Erfolgswahrscheinlichkeit profitieren Sie am meisten.

- Weltweit werden pro Jahr mehr als 1,6 Mio. Zyklen In-vitro-Fertilisation durchgeführt.
- 127 deutsche Kinderwunschzentren haben zum Stichtag ihre Daten exportiert. Insgesamt wurden 109.779 Behandlungszyklen (Frisch- und Auftauzyklen) durchgeführt.
- Das Durchschnittsalter, in dem Frauen eine extrakorporale Befruchtung durchführen ließen, lag 2017 bei 35,7 Jahren.
- Spätestens ab dem 36. Lebensjahr sollte nach über einem Jahr mit mehreren erfolglosen Zyklen reproduktionsmedizinisch Hilfe diskutiert werden.
- Die Wahrscheinlichkeit, ein Baby zu bekommen, liegt pro Frischzyklus bei 22,5 % und pro Kryotransfer bei 17,7 %.
- Nach insgesamt vier Zyklen, in denen jeweils befruchtete Embryonen transferiert werden konnten, liegt die Wahrscheinlichkeit für eine Schwangerschaft bei 66 %

- Nach mehr als vier Transferzyklen sind nahezu 79 % aller Patientinnen schwanger (ausgehend von den kumulativen Schwangerschaftsraten 2014–2017)
- In 3,4 % aller Fälle in 2017 konnten keine Eizellen gewonnen werden.
- 68 % aller Patientinnen erhalten während des Transfers zwei Embryonen
- in 74% der Fälle kam es zu Einlingen, 21,1% zu Zwillingen und in 0,5% zu Drillingen.
- Fast 3 % aller lebend geborenen Kinder im Jahr 2016 entstanden durch eine künstliche Befruchtung.
- Bei Frauen unter 30 Jahren liegt die Schwangerschaftsrate pro Embryotransfer bei über 40 %
- Wenn unter guten Bedingungen eine Blastozyste transferiert wird (Frau <36 Jahre, ausreichende Ovarreserve), dann liegt die *Baby-take-home-rate* (Kind verlässt das Krankenhaus) bei 23,1 %
- ab dem Alter von 43 Jahren ist die statistische Wahrscheinlichkeit – ein Kind zu entbinden, nur noch bei 8 % (erhöhte Fehlgeburtenrate).
- Wenn ideale Transferbedingungen vorliegen (<36 Jahre; ausreichende Ovarreserve; vier regelrecht befruchtete Eizellen pro Zyklus) und ein Frischtransfer fünf Tage nach Punktion erfolgt, dann sind die Schwangerschaftsraten bei einem gut ausgewählten Embryo etwas höher, als bei drei Embryonen in früheren Zellstadien
- In 6 % aller 2016 durchgeführten Zyklen konnten die Eizellen nicht befruchtet werden.
- Die Abortrate nach einem Schwangerschaftseintritt lag bei 20,5 %

(IVF Register, Jahrbuch 2017)

3

Endlich geht es weiter

3.1 10 Tipps für die Behandlung

1. Schauen Sie auf jedem Rezept noch in der Praxis nach, ob es mit Ihrem Namen, dem richtigen Medikament und einer Unterschrift des Arztes versehen ist.
2. Die Apotheken in der näheren Umgebung der Praxis haben die Hormonpräparate in der Regel vorrätig und kennen die Abrechnungsmodalitäten, was Ihnen eine gesonderte Bestellung und lästige Zusatzfahrten erspart.
3. Machen Sie sich nicht allzu viel Stress mit der Kühlkette der Medikamente. Auf vielen Präparaten wird eine Kühlung von 2 bis 8 °C vorgeschrieben. Wenn Sie die Medikamente allerdings innerhalb von drei Monaten verbrauchen, kann auch eine Aufbewahrung bei Zimmertemperatur erfolgen. Es wird empfohlen – sich eine Notiz zu machen, ab wann man das Präparat aus dem Kühlschrank genommen hat.
4. Vergewissern Sie sich in der Apotheke, dass auf Ihrem Rezept beispielsweise nicht nur die Injektionsampullen aufgeführt sind, sondern auch die dazugehörigen Injektoren (Pen) oder Spritzaufsätze. Wenn Sie erst abends kurz vor der ersten Injektion bemerken, dass Sie das Medikament gar nicht in die Haut spritzen können, da irgendetwas „nicht zusammen passt", geraten Sie unter Stress.
5. Vor allem wenn eine erneute Verordnung von Medikamenten während der Behandlung stattfindet, da die Dosis erhöht oder die Einnahme verlängert werden muss, so sollten Sie alle erforderlichen Medikamente bis Freitag Mittag in der Apotheke bestellen, um bis Samstag Mittag alles zu bekommen (danach kann es Schwierigkeiten geben, sodass Sie

J. Kuehn, *(Un-)Erfüllter Kinderwunsch*,
https://doi.org/10.1007/978-3-662-59484-1_3

beispielsweise die Apotheke des Hauptbahnhofes aufsuchen müssen, die ggf. auch Sonntags geöffnet hat).

6. Wenn Sie die Medikamente als Selbstzahler besorgen müssen, dann lohnt es sich, über den Kauf im Ausland, beispielsweise Belgien, Luxemburg oder Frankreich nachzudenken (dort sind sie gut ein Drittel günstiger als in Deutschland). Manche Apotheken bieten auch einen Postversand an. Für die Bestellung brauchen Sie ein bisschen zeitlichen Vorlauf, da das Rezept manchmal auf postalischem Wege bei der Apotheke eingereicht werden muss und die Lieferung oder Abholung natürlich auch etwas Zeit braucht. Bei durchschnittlichen Kosten von 800 bis 1500 EUR für die Hormonbehandlung, können Sie eine Menge sparen.
7. Während Ihrer Behandlung sind einige Vorstellungen in der Praxis erforderlich, unter anderem morgens zwecks Blutabnahme. Planen Sie Ihre Termine nach Möglichkeit für den gesamten Behandlungszyklus grob im Voraus, damit Sie es gut mit Ihrer beruflichen Tätigkeit ohne Zeitdruck vereinbaren können.
8. Sprechen Sie im Vorfeld mit Ihrem Hausarzt über Ihre Pläne und die Notwendigkeit einer Krankschreibung, falls es Ihnen nach der Punktion der Eierstöcke körperlich oder psychisch nicht gut gehen sollte. Das Kinderwunschzentrum wird Sie zwar auch krankschreiben, dann befindet sich auf dem Durchschlag für den Arbeitgeber allerdings der Stempel der Kinderwunschpraxis, was nicht unbedingt in Ihrem Sinne ist.
9. In jeder größeren Stadt gibt es freie Laboratorien, die die Durchführung von Laboruntersuchungen ohne Aufpreis anbieten. So können Sie dort als Selbstzahler sowohl das Beta-HCG, als auch sämtliche anderen Hormonwerte selbst bestimmen lassen. Nach der Punktion, was dem Zeitpunkt des Eisprungs entspricht, wird der Patientin ein Termin für den Bluttest genannt. Dieser ist meist 14 Tage nach der Operation. Ein Anstieg des Beta-HCG ist allerdings meist schon nach 9–10 Tagen im Blut messbar. Falls Sie es psychisch nicht aushalten, so lange abzuwarten, können Sie in einem dieser medizinischen Laboratorien eine Beta-HCG-Bestimmung für unter 20 EUR durchführen lassen.
10. Aber Achtung: Freuen Sie sich nicht zu früh, denn ein sehr frühes positives Testergebnis kann auch wieder negativ werden, wenn die Schwangerschaft in diesem vulnerablen Zeitfenster abbricht. Deshalb warten die Kinderwunschpraxen in der Regel die 14 Tage nach dem Eisprung ab.
11. Eine vaginale Beta-HCG-Gabe während der Behandlung kann einen Schwangerschaftstest im Blut oder im Urin zu einem frühen Zeitpunkt fälschlicherweise positiv werden lassen!
12. Falls Sie zu den „Viel-Testerinnen" gehören, dann können Sie sich die Urinstreifentests in Großpackungen sehr günstig im Internet bestellen.

3.2 Es kann losgehen

Mein Mann und ich, wir waren uns schnell einig, dass wir dies beide wollen, solange ich es gesundheitlich gut vertrage und psychisch stabil bin.

Endlich ging es weiter! Die Zeit bis zu einer möglichen Schwangerschaft war nun in Wochen und Tagen kalkulierbar. Alles wurde für mich berechenbarer und durch meine aktive Mitarbeit hatte ich das Gefühl, wieder etwas mehr Kontrolle über die Situation zu haben.

In einem Beratungsgespräch in der Kinderwunschklinik unserer Wahl wurden wir über den Ablauf der Behandlung und die notwendigen Voruntersuchungen aufgeklärt. Damit die Voraussetzungen für die Durchführung einer künstlichen Befruchtung erfüllt sind, muss der HIV-Status beider Partner bekannt sein und ein ausreichender Schutz gegen eine Rötelninfektion bei der Frau vorliegen. Ein aktueller Bluttest auf HIV wird somit in vorgeschriebenen Abständen von den Krankenkassen gefordert, wobei HIV-positive Personen denselben Anspruch haben, wie gesunde Patienten. Wir wurden auch über die finanziellen Kosten aufgeklärt, was in unserer Situation *Glück im Unglück* bedeutete, da mein Mann privat versichert ist und ein Großteil der Behandlungskosten übernommen wurde.

Vor jeder Behandlung sollte im Vorfeld geklärt werden, ob eine medizinische Indikation vorliegt, die eine Grundvoraussetzung für eine Kostenerstattung durch die Krankenkasse darstellt und wie ein konkreter Kostenvoranschlag aussehen würde.

3.3 Kostenerstattung durch die Krankenkasse

Gesetzliche Krankenkassen

Vor einigen Jahren wurden von den gesetzlichen Krankenkassen noch bis zu vier Versuche zu 100 % übernommen. Am 01.01.2004 kam eine Gesetzesänderung, die einen drastischen Rückgang der Reproduktionsbehandlungen zur Folge hatte und viele Paare ihrem bitteren Schicksal überließ. Seitdem werden beispielsweise in NRW von den gesetzlichen Kassen nur noch die Kosten für bis zu drei Behandlungen (IVF oder ICSI) in Höhe von 50 % übernommen, sofern die Paare verheiratet sind und die Frau zwischen 25 und 40 Jahren alt ist. Wenn Inseminationen geplant sind, so zahlen die Kassen 8 Inseminationszyklen ohne hormonelle Stimulation im Spontanzyklus oder 3 Zyklen mit Hormonstimulation. Nach der Geburt besteht erneut derselbe Anspruch, wie bei dem ersten Kind.

Die Kosten für die Kryokonservierung von Spermien, Eizellen, Embryonen oder Gewebeproben werden von den gesetzlichen Kassen ebenso wenig übernommen, wie ein Kryozyklus an sich.

Einige gesetzliche Krankenkassen bieten ihren Versicherten eine finanzielle Entlastung im Rahmen des GKV-Strukturgesetzes durch freiwillige Zusatzleistungen. Diese sind aber wiederum an diverse Bedingungen geknüpft, erfordern beispielsweise häufig, dass beide Partner bei derselben Kasse versichert sind und unterscheiden sich bei den einzelnen Versicherungsunternehmen. Die AOK wirbt beispielsweise explizit damit, Paaren mit unerfülltem Kinderwunsch drei komplette Behandlungszyklen zu erstatten. Diesbezüglich sollten Sie sich bitte selbst auf den aktuellen Stand bringen. Eine Zusammenstellung finden Sie unter:

www.krankenkasseninfo.de/test/kuenstliche-befruchtung.

Seit 2016 gibt es eine Neuerung im Rahmen der Bund-Länder-Kooperation, die es auch unverheirateten, heterosexuellen Paaren in einer Lebensgemeinschaft ermöglicht, eine Förderung zu beantragen. In jedem Bundesland gelten unterschiedliche Bedingungen, sodass die Höhe der finanziellen Hilfen variiert. In den 8 Bundesländern, die die Förderrichtlinie umgesetzt haben, übernehmen Bund und Länder bis zu einem Viertel der Behandlungskosten, sprich: bei verheirateten Paaren ein Viertel der Kosten des Eigenanteils pro Versuch bei bis zu vier Behandlungen. Bei unverheirateten Paaren werden 12,5 % der Gesamtkosten der ersten drei Behandlungen und 25 % bei dem vierten Behandlungszyklus übernommen. Diese Zuwendungen sollen die Leistungen der gesetzlichen Krankenkassen ergänzen und die Selbstkosten reduzieren. Aktuelle Informationen und Voraussetzungen für die Förderung finden sie unter der Homepage:

www.informationsportal-kinderwunsch.de/unterstuetzung-foerder-check/.

Private Krankenkassen

Beschränkungen bezüglich der Altersgrenzen oder der maximalen Anzahl von Versuchen gibt es bei privaten Krankenkassen häufig nicht. Bei fast allen privaten Versicherungen werden drei und mehr ganze Behandlungen erstattet, sofern die Ursache bei dem Versicherten selbst liegt. Verfahren wird nach dem Verursacherprinzip, weshalb eine Kostenübernahme häufig abgelehnt wird, wenn bei dem Versicherten kein eindeutiger medizinischer Grund für die Kinderlosigkeit ausgemacht werden kann. Wird von dem

Versicherten ein Antrag auf Kostenerstattung gestellt, erfolgt immer eine genaue Prüfung der Ursache, der Erfolgswahrscheinlichkeit und des aktuellen Gesundheitszustandes beider Partner durch den medizinischen Dienst der Krankenkassen. Die Krankenkasse fordert, dass die Erfolgswahrscheinlichkeit für den Eintritt einer Schwangerschaft bei mindestens 15 % liegen soll. Das ist in Anbetracht der Tatsache, dass Kinderlosigkeit von der WHO als Krankheit anerkannt wurde und in vielen Fällen kein konkretes körperliches Problem nachgewiesen werden kann, eine lästige Angelegenheit, manchmal fast eine unerträgliche Hürde.

Jedes 6. Paar bleibt ungewollt kinderlos. Somit kommt Kinderlosigkeit häufiger vor als Brustkrebs oder Darmkrebs. Es gibt heutzutage sehr gute Möglichkeiten, diesen Paaren zu helfen, aber die bürokratischen Hürden und der Streit mit der Krankenkasse erfordern einen langen Atem. Probleme der Kostenübernahme können sich vor allem dann ergeben, wenn die Partner bei unterschiedlichen Versicherungen versichert sind und der Verursacher nicht eindeutig zu benennen ist. Eine gesunde privat versicherte Frau beispielsweise, die mit einem unfruchtbaren, gesetzlich versicherten Mann verheiratet ist, wird dumm aus der Wäsche schauen, da sie aufgrund dieser Lücke in der Kostenerstattung durch hohe monatliche Krankenkassenbeiträge und die selbst zu tragenden Kosten der künstlichen Befruchtungsbehandlung doppelt zur Kasse gebeten wird.

Von den 6 Mio. ungewollt kinderlosen Männern und Frauen, die in Deutschland leben, hat sich die Zahl der Paare, die eine solche Behandlung in Anspruch nehmen können, in den letzten Jahren deutlich reduziert. Letztendlich kann ein Versuch für Selbstzahler bis zu 9000 EUR kosten.

Es wird ein ausreichend großes finanzielles Polster oder eine Erbschaft benötigt, damit man sich die durchschnittlichen, drei bis sechs Behandlungen leisten kann. Somit kommen zu der großen Ungerechtigkeit der Sache an sich, auch noch die soziale Ungleichheit durch die restriktiven Vorgaben des Gesundheitssystems hinzu. Trotzdem kann ich allen Betroffenen nur Mut machen! Es lohnt sich zu kämpfen.

Im Folgenden füge ich einige kritische Anmerkungen an: Wir alle zahlen in eine Krankenkasse ein und wenn wir, aus welchen Gründen auch immer, keine Kinder zeugen können, muss erst umfassend geprüft werden, ob die Krankenkasse ihrer Einstandspflicht nachkommen muss und ob wir ein Anrecht auf medizinische Hilfe haben? Wenn es statistisch gesehen mithilfe der Reproduktionsmedizin für das Paar eine realistische Chance gibt Eltern zu werden, und diese Paare daraufhin ihr gesamtes Einkommen, ihre Lebensversicherung und Ihr Erspartes für die Realisierung ihres

Kindeswunsches aufbringen müssen, dann läuft in der Sozialpolitik doch etwas gewaltig schief.

Experten plädieren seit Längerem für eine höhere Bezuschussung der Kosten als auch für eine Neuregelung der Altersgrenzen. Anfang des Jahres 2018 hat der deutsche Bundestag bezüglich der assistierten Reproduktion einen Antrag gestellt, die Bedingungen zugunsten Betroffener in verschiedenen Punkten zu verändern. Unter anderem wäre es wünschenswert, dass auch die Nutzung von Samenzellspenden und kryokonservierten Ei- und Samenzellen über die Richtlinie gefördert wird.

Es bleibt zu hoffen, dass sich im Hinblick auf die gesellschaftspolitische Relevanz und die persönliche Tragweite dieses Themas, ungewollt kinderlosen Paaren schnellstmöglich eine bessere Unterstützung zuteil wird.

3.4 Das erste Mal

Mein erster Arztbesuch war natürlich der Aufregendste. Schnell kam jedoch der Gedanke auf, dass man sich trotz der horrenden Kosten weder wie ein Privatpatient fühlt, noch die Ultraschallsonde besonders feinfühlig eingeführt wird. Es geht zu, wie bei jedem anderen Arztbesuch auch. Im Wartezimmer ist man Eine unter Vielen, ohne jegliche Erfolgsgarantie.

Zu dem Zeitpunkt hatte ich noch keine Vorstellung davon, auf welchen Behandlungsmarathon ich mich einlassen würde, und wie oft ich in den folgenden Monaten die Beine breit machen müsste.

An einer Wand im Behandlungszimmer hingen zwei Hände voll Geburtsanzeigenkarten, einige mit Zwillingen, die den Patientinnen sicherlich Mut machen sollten. Ich schielte immer wieder auf diese Karten und versuchte herauszufinden, ob sie sich über die Jahre dort angesammelt hatten oder alle paar Monate ausgetauscht wurden. Ich konnte auf den Ansichtsseiten keine Geburtsdaten erkennen, so versuchte ich auf andere Weise ein Gefühl dafür zu bekommen, wie die Erfolgsquote dieser Kinderwunschpraxis war. Zwar wusste ich ganz genau, dass unsere individuelle Erfolgswahrscheinlichkeit rein gar nichts damit zu tun hatte, wie hoch die Geburtenrate in dieser Praxis war, aber ich versuchte dennoch mein eigenes Gefühl an irgendetwas auszumachen.

Auch in diesem Fachgebiet wird nur mit Wasser gewaschen, und alle in Deutschland ansässigen Kinderwunschpraxen arbeiten nach einem ähnlichen Behandlungsprinzip. Dennoch kommt es auf Ihr persönliches Gefühl an und darauf, wie gut Sie sich von dem Behandlungsteam betreut fühlen. Nach zwei Fehlversuchen wurde mir klar, dass ich die nächsten Behandlungsschritte in einer anderen Praxis planen wollte, da ich mich mit dem Verhalten der dort arbeitenden Ärztin nicht wohlfühlte.

3.5 Hormonbehandlung

Die Behandlung beginnt mit einer Hormonstimulation, die zuvor in einem Stimulationsprotokoll festgelegt wird. Das sind in der Regel Spritzen, die man sich täglich zu einer festen Uhrzeit selbst in das subkutane Fettgewebe des Bauches spritzt. Das bewirkt, dass besonders viele Eizellen in den Eierstöcken heranreifen. Je niedriger der ursprüngliche Anti-Müller-Hormon Wert ist, desto höhere Dosen an Stimulationsmedikament können benötigt werden. Auch da gibt es natürlich medizinisch sinnvolle, verträgliche Grenzmengen. Nach ein paar Tagen kommt dann eine weitere Spritze oder ein anderes Medikament hinzu, das den vorzeitigen Eisprung aufgrund der zunehmenden Follikelgröße verhindert. Man möchte ja nicht, dass sich die teuer gezüchteten Eizellen ungeplant auf den Weg in die Gebärmutter machen.

Am 5. oder 6. Stimulationstag erfolgt eine Ultraschalluntersuchung, in der die Entwicklung der Follikel und die Dicke der Gebärmutterschleimhaut beurteilt werden. Je nachdem, wie schnell oder langsam die Follikel wachsen, sind weitere Ultraschallkontrollen und eine Anpassung der Hormondosen erforderlich. Der Eisprung wird dann abhängig von der sonografischen Beurteilung des Arztes genau terminiert. Genau 36 h vor der geplanten Eizellentnahme wird die Patientin angewiesen, eine weitere Spritze zu setzen, die den Eisprung auslöst. Dieses Szenario hat bei mir zu so manchem Alptraum geführt. Verwechselt man nämlich eine der Spritzen im Kühlschrank und löst den Eisprung damit zu früh aus, ist alles hinüber. Hunderte von Euros rutschen dann in die Hose, beziehungsweise erst in die Gebärmutter und dann in die Toilette.

Da die ganze Sache den meisten Frauen aber sehr wichtig ist, passiert dies vermutlich so gut wie nie. Dennoch hatte ich bei jeder Injektion zittrige, schwitzige Finger und ein nervöses Gefühl im Bauch. Abgesehen von einem leicht brennenden Schmerz an der Einstichstelle, war der Spritzvorgang aber kein Problem. Der schwierige Part beginnt erst etwas später.

In den folgenden Ausführungen werde ich mich kurz halten, da Sie womöglich alles schon zur Genüge wissen und erlebt haben oder bei Ihrem ersten Termin in einer Kinderwunschpraxis umfassend darüber informiert werden, sofern Sie nachfragen. Viele Informationen bezüglich des gesundheitlichen Risikos erhalten Sie allerdings erst, wenn Sie kritisch nachhaken. Schließlich ist die Reproduktionsmedizin ein äußerst lukratives Geschäft und potenzielle Kunden sollen durch etwaige Nebenwirkungen nicht gleich abgeschreckt werden.

3.6 Eierstockpunktion

Ein Vorgespräch mit dem zuständigen Anästhesisten gibt Ihnen die Gelegenheit, Fragen zu stellen und dient der Einschätzung Ihres individuellen Narkoserisikos.

Am Tag des Eingriffs kommen Sie in Begleitung Ihres Partners nüchtern in die Praxis und haben bei Bedarf die Möglichkeit, noch ein kurzes Arztgespräch zu führen. Die Operation ist gut vorbereitet, komplikationsarm und wird in den überwiegenden Fällen gut vertragen. Der Anästhesist verabreicht der Patientin etwas zum Schlafen und der Arzt punktiert die Eierstöcke durch die Vagina mit einer ganz feinen Nadel. Er saugt die Follikel mit den gesprungenen Eizellen in einen Katheter ab. Das passiert ziemlich genau 36 h nach der Auslösespritze. Die Einleitung der Narkose und die sich unmittelbar anschließende Punktion dauern in der Regel nur wenige Minuten.

Während die Frau in den Operationsbereich geht, wird der Mann gebeten, seinen Samen abzugeben. Ein denkbar unentspannter Moment in Anbetracht der Tatsache, dass die Allerliebste womöglich Angst vor der Narkose hat oder sehr nervös auf dem Untersuchungsstuhl liegt. Männer können aber bekanntlich fast immer, weshalb es dann doch wenig verwunderlich ist, dass so gut wie keine Befruchtung scheitert, weil der Mann das Becherchen nicht voll kriegt.

Je nachdem, ob die Eierstöcke während der ersten Zyklushälfte stark angeschwollen sind, kann es nach der Operation auch zu leichten Unterbauchschmerzen kommen, was jedoch mit einer Schmerztablette gut zu behandeln ist. Wenn man aus dem Dämmerschlaf erwacht ist und der Kreislauf sich wieder stabilisiert hat, erfährt man in der Regel, wie die erste Ausbeute war, sprich: wie viele Eizellen tatsächlich punktiert werden konnten. Danach werden Sie in Begleitung nach Hause entlassen, dürfen nicht am Straßenverkehr teilnehmen, sind nicht geschäftsfähig und müssen von einer anderen Person für die nächsten 24 h betreut werden.

Für den nächsten Tag wird ein Anruf vereinbart, der den Puls noch mal kräftig in die Höhe schnellen lässt. Denn dann erfahren Sie, wie viele Eizellen wirklich befruchtet werden konnten. In der Regel sind das mindestens 50 %, unter guten Bedingungen sogar bis zu 80 %. Wenn allerdings nur vier Eizellen gewonnen werden konnten, kann das Ergebnis kritisch ausfallen und frustrierend sein. Eine erfolgreich befruchtete Eizelle besitzt einen mütterlichen und einen väterlichen Vorkern mit je 23 Chromosomen und einem Geschlechtschromosom. Von diesen befruchteten Eizellen erreichen in der In-vitro-Kultur aber wiederum nur knapp 50 % das Entwicklungsstadium, das eine Einnistung in die Gebärmutterschleimhaut überhaupt erst ermöglicht. Sollten so viele Eizellen gewonnen worden sein, dass ausgehend von Erfahrungswerten nach der Kultur bis zu drei gute Embryonen übrig bleiben würden, so rät man Ihnen sicherlich dazu, einen Teil einfrieren zu lassen und für einen späteren Versuch zu verwenden.

Vor dem Transfer haben Sie drei bis fünf Tage psychische Erholungszeit, in der sich alles Wesentliche im Brutschrank abspielt. Ihr Arzt berät Sie, nach welchem Tag die Embryonen wieder eingesetzt werden sollten. Wenn Sie eine gute Embryonenanzahl und Befruchtungsrate haben, wird man vermutlich eine lange Kultur anstreben und nach Möglichkeit an Tag fünf nach der Punktion ein bis zwei Blastozysten transferieren. In diesem Zellstadium sieht der Embryo wie eine mit Flüssigkeit gefüllte Kugel aus, die man Blastozyste nennt.

Leider ist die Zeit im Brutschrank ebenso unberechenbar wie die Schwangerschaft an sich. So kann es vorkommen, dass von fünf wunderbar aussehenden Embryonen nach drei Tagen nur noch zwei übrig bleiben, und der Rest in der Entwicklung stehen geblieben ist. Das ist dann wiederum sehr enttäuschend, aber solange das, was übrig bleibt, Erfolg verspricht, ist alles möglich.

3.7 Embryotransfer

Der Transfer ist unspektakulär. Schon zu Beginn der Behandlung werden Sie gefragt, wie viele Embryonen Sie übertragen lassen wollen. In Deutschland haben Sie die Wahl, ob Sie einen, zwei oder drei Embryonen einsetzen lassen wollen, und Sie sollten sich diesbezüglich von Ihrem Arzt beraten lassen. Wenn mehrere Embryonen in Kultur gegeben wurden und abhängig von der Qualität Blastozysten entstanden sind, werden in der Regel maximal zwei Blastozysten eingesetzt.

Der an diesem Tag anwesende Biologe nimmt die Embryonen aus dem Brutschrank und saugt sie in einen Katheter ein. Zuvor wird ein digitalisiertes Foto zur Dokumentation erstellt, dass man Ihnen auf Nachfrage sicherlich auch aushändigen wird. Die Betrachtung der Vergrößerung dieser mehr oder weniger qualitativ hochwertigen Zellhaufen, meiner potenziellen Kinder, hat mich nicht nur imaginativ überfordert, sondern auch irgendwie irritiert. Mein Mann schien mit dem abstrakten Ausdruck ebenso wenig anfangen zu können, sodass dieses Zeitdokument keinen Platz in unserem Fotoalbum fand, sondern im Altpapier landete. Dennoch gab es mir vor dem Transfer das Gefühl, dass alles seine Richtigkeit hatte und auch wirklich etwas in mich gelangte, dass ich weder sehen noch fühlen konnte.

Auf dem Behandlungsstuhl liegend bekommen Sie einen dünnen Katheter eingeführt, durch den die Embryonen in Ihre Gebärmutter gespritzt werden. Bei verkrümmtem Gebärmutterhals oder schwieriger anatomischer Lage muss der Arzt zur besseren Erreichbarkeit der Gebärmutterhöhle mit einer Zange an dem Gebärmutterhals ziehen, was für einige Sekunden sehr unangenehm sein kann. Der Schmerz ist zwar schnell vergessen, aber so manch eine Gebärmutter ist danach sicherlich verstimmt, verkrampft und empfangsunwillig.

Der Katheter wird an den Biologen im Nachbarraum zurück gereicht, der zügig überprüft, ob der Katheter leer ist. Nur so kann sichergestellt werden, dass alle Embryonen in der Gebärmutter angekommen sind.

Diesem wichtigen Moment wird in den meisten Kinderwunschzentren viel zu wenig Beachtung beigemessen. Die technischen Aspekte stehen im Vordergrund, und viele Frauen gehen zügig wieder ihren Alltagsaufgaben nach. Einerseits ist das sicherlich gut, um sich nicht noch mehr verrückt zu machen, andererseits ist es *der Moment,* in dem Ihre zukünftigen Kinder zurück in Ihren warmen, beschützten Bauch gegeben werden. Eine emotionale Vorbereitung und Einstimmung auf diesen Augenblick scheint mir sehr sinnvoll. Positive innere Bilder und zuversichtliche Gedanken entspannen Sie und können die Einnistungschancen verbessern.

Obwohl ich etliche Embryonen begrüßt und willkommen geheißen habe und mit kraftvollen Bildern und liebevollen Assoziationen die Einnistung begünstigen wollte, haben sich meine Eizellen davon nicht beeindrucken lassen. Dennoch bin ich davon überzeugt, dass eine positive Einstellung, verbunden mit wohltuenden, stärkenden inneren Bildern, die Schwangerschaftswahrscheinlichkeit erhöht.

Nach dem Transfer haben Sie meist die Gelegenheit sich einige Minuten liegend auszuruhen, einer Entspannungsmusik zu lauschen und Ihren Gefühlen und Gedanken nachzuspüren. Obwohl in keiner Studie belegt werden konnte, dass die Ruhephase nach dem Transfer die Schwangerschaftswahrscheinlichkeit erhöht, so hat es doch einen hohen psychologischen Effekt, denn unter einer warmen Bettdecke steigt der

Wohlfühlfaktor enorm. Danach verlassen Sie mit den besten Wünschen die Praxis, und es beginnt die Wartezeit. Sie sehnen das Ende der nächsten zwei Wochen herbei und die Worte: „Herzlichen Glückwunsch – Sie sind schwanger!“

Früher habe ich mich gefragt, warum man Frauen dazu gratuliert. In den überwiegenden Fällen passiert es schließlich *einfach so* oder es ist zumindest mit wenig Eigenleistung verbunden. Heute weiß ich es besser und gratuliere jeder schwangeren Frau da draußen von ganzem Herzen.

4

Gut vorbereitet sein

4.1 Wenn Frauen sich alleine fühlen

Kaum jemand ahnt wohl, wie traurig, verzweifelt und einsam sich eine Frau fühlt, die endlich ihr Baby im Arm halten möchte. Wut, Babyneid und Angst vor den eigenen Gefühlen kommen erschwerend hinzu. Manch eine fühlt, wie ihre biologische Uhr tickt, und eine aufkommende Torschlusspanik kann ihren Ausdruck in Panikattacken finden, die den Alltag stark einschränken.

Ab dem Moment, in dem eine Frau sich ein Kind wünscht, gibt es für sie im Leben fast nichts Wichtigeres mehr. Es wird in ihrem Bauch aufwachsen, an ihrer Brust trinken und wahrscheinlich überwiegend von ihr betreut werden. Diese Zeit der guten Hoffnung, in der die Basaltemperatur wichtiger ist, als die Außentemperatur, das Vaginalsekret unter die Lupe genommen wird und der gesamte Körper unter Beobachtung steht, ist für jede Frau wahnsinnig aufregend. Während dieser körperlichen Untersuchungen ist der Mann ebenso wenig anwesend wie bei dem monatlichen Bepinkeln der Ovulations- und Schwangerschaftstests. Wenn dann wieder nur der Kontrollstreifen erscheint, werden Monat für Monat heimliche Tränen in etlichen deutschen Badezimmern verdrückt. Diese Gewissheit ist jedes Mal von neuem schmerzhaft. Es ist ein Schmerz, an den man sich nicht gewöhnt!

Manche Frauen verbuchen das auf kurz oder lang als persönliche Niederlage, ihr eigenes Versagen. Das kinderlose Leben wird als Makel empfunden. Natürlich ist das der größte Unsinn, den man denken kann, aber so funktioniert unsere Psyche nun mal, erst recht, wenn wir nur mit einem

J. Kuehn, *(Un-)Erfüllter Kinderwunsch*,
https://doi.org/10.1007/978-3-662-59484-1_4

schwachen Selbstbewusstsein ausgestattet sind. Die erlebte Ohnmacht kann so weit reichen, dass die Frauen sich in sämtlichen Lebensbereichen durch ihre unbefriedigende Situation geschwächt fühlen. Gedanken, die in Bezug auf eine gut funktionierende Partnerschaft einst irrational oder undenkbar erschienen, bekommen einen anderen Realitätsbezug. Die Angst, von dem Partner verlassen zu werden, da man ihm keine Kinder bieten kann, kann ebenso präsent sein wie der Gedanke, eine Trennung aus eigener Initiative einzuleiten, um sich selbst oder den Partner vor weiteren Enttäuschungen zu bewahren. In einigen Fällen treten auch Schamgefühle gegenüber Freunden und der Familie auf, die das Leid der Betroffenen häufig nicht so gut nachvollziehen können, sodass Gespräche und gemeinsame Treffen gemieden werden. Für das bisher leidenschaftlich ausgeübte Hobby wird keine Motivation oder Zeit mehr gefunden, da ein fehlender Antrieb oder Arzttermine als Gründe vorgeschoben werden. Die Konstanten in Ihrem Leben, Ihre Partnerschaft, Freunde, Familie und Ihr Freizeitleben ziehen immer stärker den Kürzeren.

An diesem Punkt kann es passieren, dass Sie beginnen sich zurückzuziehen, obwohl Sie ein eher lebensfroher, geselliger Mensch sind. Ihre Gedanken können eine Eigendynamik entwickeln, sodass Sie sich nur noch um eine einzige Thematik drehen. Dieses Gedankenkarussell hat negative Auswirkungen auf Ihre gesamte Situation.

Versuchen Sie diesen Zustand unter allen Umständen zu verhindern, denn sonst geraten Sie womöglich in eine Sackgasse, die Ihnen ein Fortkommen erschwert.

Wenn ein Paar sich über kurz oder lang für eine künstliche Befruchtung entscheidet, liegt es in der Natur der Sache, dass es wieder die Frau ist, die die überwiegende Zahl der Termine alleine wahrnimmt, sich täglich Spritzen in den Bauch drückt, Hormonpillen unten oder oben einschiebt und später auf dem Operationstisch liegt. Die ohnehin starke gedankliche Beschäftigung mit dem Thema wird jetzt immer größer, da es nun ums Ganze geht. Eine zeitlich korrekte Medikamenteneinnahme, Hämatome am Bauch und Kontrolltermine sind einige Faktoren, die es der Frau schwerer machen, gedanklich abzuschalten und zu entspannen. Aufgrund der zeitlichen Vorgaben für die Medikamenteneinnahme, wie zum Beispiel das Nasenspray am Morgen, die oralen Tabletten alle vier Stunden, die vaginalen Kapseln alle acht Stunden, die Hormon- und Blutverdünnungsspritze einmal täglich zu einer festen Uhrzeit, ist für die Frau eine bewusste Auseinandersetzung mit dem Thema unumgänglich. Da kann man leicht ins Schwitzen geraten, erst recht wenn aufgrund der Aufregung der Überblick langsam verloren geht, und die ein oder andere Hormonpille auch mal vergessen wird. Machen Sie sich nicht verrückt. Die Hormonbehandlung optimiert zwar Ihre Chancen auf dem Weg zu Ihrem Wunschkind, letztendlich entscheidet aber das empfindliche Zusammenspiel etlicher körpereigener Vorgänge und die Beschaffenheit der Embryonen über den Eintritt einer Schwangerschaft.

Der Mann ist längst nicht so stark eingebunden, denn für ihn geht der Alltag meist ganz normal weiter, auch wenn ihn das Leiden seiner Partnerin seelisch belastet.

Ein paar Tage nach der Punktion trägt die Frau dann hoffentlich die Embryonen in ihrem Bauch und ist damit auch wieder alleine, da sie diese Aufgabe schlecht abgeben kann und sich dieses Gefühl nur bedingt mit dem Partner teilen lässt. Etliche Gedanken flitzen durch den Kopf, und jedes Ziepen im Unterleib wird in irgendeine Richtung interpretiert.

Viele Frauen merken, dass ihre Männer zu all dem wenig sagen können und sich mit geduldigem Warten begnügen, wobei sie versuchen es ihren Frauen schmackhaft zu machen, ebenfalls *abzuwarten,* was passiert. Es gibt nichts Schwierigeres in dieser Zeit als gelassen abzuwarten. Selbst wenn Sie eine geduldige „Warterin“ sind, werden Sie Ihre Gedanken nicht gänzlich unter Kontrolle haben. Erschwerend kommt hinzu, dass viele Paare ihre Behandlungspläne geheim halten wollen und in ihrem Freundeskreis vor allem nicht über den genauen Zeitplan reden, um lästigen Fragen aus dem Weg zu gehen. Durch diese „Geheimhaltung“ entfällt natürlich auch die Möglichkeit, sich mit den Freundinnen über die aktuelle Gefühlslage auszutauschen.

Sie tun sich damit eher keinen Gefallen. Spätestens dann, wenn Sie wissen, wie Ihr Testergebnis ausgefallen ist, sollten Sie Ihre Gedanken und Gefühle mit Ihrem Umfeld teilen, anstatt sich alleine damit zu beschweren. In Wahrheit sind Sie nicht alleine. Es geht Ihnen wie mehreren Tausend anderen Frauen in Deutschland.

Liebe Männer, falls Ihr Euch das Buch auch mal geschnappt habt: Es gibt keine Frau, die sich nicht über eine kleine Aufmerksamkeit während dieser belastenden Zeit freut. Auch ein gemeinsames Wellness-Wochenende oder ein Theaterbesuch ist unabhängig von dem Ausgang der Behandlung eine verdiente Anerkennung für die Unannehmlichkeiten, die Ihre Partnerin auf sich nimmt.

Vielleicht gehören Sie auch zu den Männern, die von den Strapazen der Behandlungen und dem zeitlichen Mehraufwand lieber Abstand nehmen, als ihre Frauen leiden zu sehen. Aber glauben Sie mir, Ihre Liebste wird immer mehr unter der Kinderlosigkeit leiden als unter den Belastungen einer Behandlung. Sofern Sie sie nach bestem Wissen und Gewissen bestärken und unterstützen, mit ihr im Gespräch bleiben und einfühlsam nach ihrem Befinden fragen, so werden Sie sich mit dieser gemeinsamen Entscheidung für eine künstliche Befruchtung bestimmt gut fühlen.

Was ich mir von dir wünsche:

____

____

____

____

____

Was hat sich in unserer Paarbeziehung verändert?

____

____

____

____

____

Was sollte auf der nächsten Kinderwunsch- Etappe in der Partnerschaft besser laufen?

____

____

____

____

____

4.2 Wenn die Hoffnung schwindet

Es hat nicht geklappt! Der Körper war auf die Schwangerschaft eingestellt und man selbst hat auf Alkohol, Nikotin, Salami, Rohmilchkäse verzichtet und schwere Lasten und andere ungünstige Faktoren gemieden. Dieses emotionale und mentale Einstimmen auf die Schwangerschaft bedeutet jetzt aber auch zwangsläufig, dass sich der Misserfolg fast wie ein Abbruch der Schwangerschaft anfühlt.

Zwar hatte ich im Vorfeld versucht, innerlich auf ein negatives Testergebnis vorbereitet zu sein, was jedoch kläglich scheiterte, sobald ich die Gewissheit hatte, dass genau dieses Ergebnis eingetreten war. Auf diese Situation kann man sich in keiner Weise vorbereiten, da die Enttäuschung immer groß ist, gleichgültig ob man sich nun eher auf ein negatives oder ein positives Testergebnis eingestellt hat. Aber egal was für ein Typ Sie sind, ob Sie sich zum Selbstschutz eher einreden, dass es bestimmt nicht geklappt hat oder ob eine optimistische Grundhaltung überwiegt – Sie werden tief in Ihrem Inneren trotz allem immer eine Restüberzeugung tragen, dass der aktuelle Versuch Erfolg versprechend sein kann. Das ist gut und wichtig, denn nur so haben Sie überhaupt eine realistische Chance auf Erfolg.

Warum hat es nicht geklappt? Warum verdammt nochmal werden andere Frauen direkt schwanger und ich nicht? Hätte ich mich noch mehr entspannen sollen? Warum sollte es beim nächsten Mal besser laufen? Gibt es Spezialisten, die noch genauer prüfen können, warum es bei mir nicht gefruchtet hat?

Nach dem ersten gescheiterten Versuch sollte man genauso wenig frustriert sein wie nach dem Zweiten und Dritten. Im Schnitt braucht eine Frau fünf künstliche Befruchtungen – mit zwei Embryonen-, um schwanger zu werden. Je jünger die Frau, desto schneller geht es natürlich in der Regel. Aber eine Regel gibt es bezüglich eines Körpers, seiner Hormonproduktion und der Bereitschaft schwanger zu werden eigentlich gar nicht. Deshalb wissen wir trotz großer medizinischer Fortschritte in sämtlichen Bereichen bisher nicht, warum es bei der einen Frau erfolgreich ist und bei einer anderen eben nicht.

Doch wie gehe ich mit dieser Frustration um? Der Gedanke, alle Freundinnen mit Kindern zu meiden und auf der Straße einen Bogen um Schwangere zu machen, erschien mir nicht sinnvoll, auch wenn ich mich oft danach gefühlt habe. Auch konnte ich nicht immer allen Fragen nach unserer Familienplanung ausweichend begegnen. Das wurde mir auf Dauer zu anstrengend. Es ist sicherlich nicht das Beste, gleich mit der Tür ins Haus zu fallen, Freunden und Bekannten zu verkünden, dass der eigene Mann unfruchtbar ist, aber ein offener Umgang mit dieser Problematik hat uns nicht nur viele Probleme erspart, sondern auch den Kontakt mit unserem sozialen Umfeld erleichtert. Es kann sehr befreiend sein, über Hindernisse und damit zusammenhängende schwierige Lebensphasen zu sprechen, zumal uns meist Mitgefühl und Verständnis entgegengebracht wurde. Hinzu kommt, dass man plötzlich erfährt, wie viel mehr Bekannte und Freunde betroffen sind, als man je geahnt hätte. Da die ganze Planung, sei es nun eine künstliche Befruchtung in Deutschland oder im Ausland mit erheblichem Zeitaufwand und vielen Arztterminen verbunden ist, erspart dies auch im Familien- und Freundeskreis, irgendwelche Notlügen als Ausrede zu erfinden.

Anders ist das natürlich gegenüber dem Arbeitgeber. Welche berufstätige Frau kann sich drei Wochen frei nehmen, um zwischen Apotheke, Arzt und OP-Saal zu rotieren? Das ist meist nicht möglich, was viele Betroffene in Stress versetzt. Man versucht Termine zu vertuschen, indem man Handwerker angibt, die nach Hause kommen, eine Magen-Darm-Grippe vortäuscht oder einen unvorhersehbaren Autoschaden vorschiebt. Der dabei entstehende Druck und häufig auch der Zeitdruck, die Arzttermine pünktlich einzuhalten, kann dem guten Gelingen einer künstlichen Befruchtungsbehandlung eigentlich nicht zuträglich sein. So sollte man sich im Vorfeld überlegen, welche Möglichkeiten es gibt, die anstehenden Termine möglichst ohne Stress zu organisieren. Wohl kaum ein Arbeitgeber wird Ihnen sagen: „Ich habe vollstes Verständnis dafür, dass sie jetzt über mehrere Monate hinweg wöchentlich zwei halbe Tage fehlen. Ich wünsche Ihnen viel Erfolg!"

Betroffene werden gezwungen, Prioritäten zu setzen und müssen Gewissenskonflikte in Kauf nehmen. Es kann nicht Sinn der Sache sein, auch noch den dringend benötigten Jahresurlaub für künstliche Befruchtungsbehandlungen zu verbrauchen. Häufig ist es die Frau alleine, die sich um all das kümmern muss, während der Partner arbeiten geht. Auch das kann ein schwieriges Gefühl aufkommen lassen, zumal es ja häufig an dem Partner liegt oder die Ursache zumindest im Unklaren bleibt. Letztendlich ist es ohnehin die Frau, die alles über sich ergehen lassen und innerlich stark sein muss, wenn sie die befruchteten Embryonen in sich trägt.

Diese letzte Zeitspanne wird von den meisten Paaren als höchst belastend beschrieben. Die Frau bangt jeden Tag darum, dass die potenziellen Babys noch in ihr sind und hat eine riesige Angst vor dem Tag, an dem die Blutung einsetzt oder der Schwangerschaftstest wieder negativ ausfällt.

Dem Partner geht es ähnlich, denn er muss neben der eigenen Enttäuschung und möglichen Minderwertigkeitsgefühlen auch noch eine am Boden zerstörte Partnerin aufbauen. Manchen Frauen fällt es sogar so schwer, sich von dem Gedanken an einen Misserfolg zu distanzieren, dass sie den ganzen Tag an nichts anderes denken können. Konzentrationsstörungen, Grübelschleifen, Angstzustände und Weinkrämpfe können die Folge sein. Wer vierundzwanzig Stunden nur an eine einzige Sache denkt, der dreht verständlicherweise irgendwann durch. Eine Frau, die auf normalem Wege und unter unkomplizierten Umständen schwanger wurde, macht sich zwar die ersten zwölf Wochen auch viele Gedanken, was aber nicht mit den Ängsten einer Frau vergleichbar ist, die sich für eine IVF oder ICSI entschieden hat und darin die einzige Chance sieht, ein eigenes Kind zu bekommen. Es geht einfach um viel mehr, da deutlich geringere

Erfolgschancen bestehen, die psychische Beanspruchung viel höher ist und die finanzielle Belastung noch hinzukommt. So kann es passieren, dass Frauen sich dermaßen verrückt machen und gedanklich beschweren, dass sie nach ein oder zwei Misserfolgen keine Kraft mehr finden, dieselbe Prozedur noch einmal durchzustehen.

Damit Sie nicht in diese Situation geraten, sollten Sie die folgenden Kapitel aufmerksam lesen und Ihre gewonnenen Erkenntnisse in Ihrem Alltag für sich nutzen.

4.3 Was passiert mit unterdrückten Gefühlen?

Der Ausdruck von Freude, Zuneigung, Sehnsucht, Glück und Liebe oder aber auch von Ärger, Wut und Enttäuschung ist der Katalysator unserer Seele. Je besser wir schon in der Kindheit lernen, auch unsere negativen Empfindungen wahrzunehmen und ihnen genügend Raum geben zum Ausdruck zu kommen, desto regelmäßiger kann sich unsere Seele reinigen. Indem wir zeigen, was wir fühlen, wird unser Kopf frei und unser Herz leichter. Immer wenn wir jemand anderem unser Herz ausschütten, können dadurch die seelischen Wunden heilen.

Wenn wir hingegen alles mit uns selbst ausmachen, stellt das eine große Überlastung für den Organismus dar. Körperliche Symptome wie Rückenschmerzen, Kopfschmerzen oder Schwindel treten vermehrt auf, weil zu viel auf unseren Schultern lastet. Ist der Kopf voll mit belastenden Gedanken, kann uns von dem Gefühlschaos sogar schwindelig werden. Durch die aufgestauten Gefühle quellen wir über, wenn wir nicht rechtzeitig ein *Ventil* öffnen und lernen, dosiert Druck abzulassen. Wir stehen unter Strom oder fühlen uns innerlich getrieben, was eine wachsende Isolation zur Folge haben kann.

In vielen Fällen versuchen Paare lange Zeit ihre Kinderwunschsorgen nicht zu thematisieren oder sogar zu verheimlichen. Es werden Gründe vorgeschoben, die einen Aufschub der Familienplanung rechtfertigen. Eine geplante Reise, berufliche Projekte, die noch zum Abschluss gebracht werden sollen, eine bessere Wohnsituation oder andere noch zu erreichende Meilensteine werden dem fragenden Umfeld argumentativ präsentiert. Wenn dann auch nach Jahren der Kindersegen ausbleibt, bekommen all diese Ausreden einen faden Beigeschmack. Wenn die Empfindungen in der Kinderwunschzeit über mehrere Monate oder Jahre unterdrückt werden, dann kann der Körper mit depressiven Symptomen reagieren. Das ist den Betroffenen meist nicht bewusst und sie warten viel zu lange, bis sie sich ihrer Familie anvertrauen oder psychologische Unterstützung in Anspruch nehmen.

Den Ausdruck von Gefühlen können wir in jedem Alter noch lernen und trainieren, auch wenn wir es in der Kindheit von unseren Eltern nicht bewusst vermittelt bekommen haben. Vor drei Jahrzehnten war die gesellschaftliche Einstellung bezüglich des Umgangs mit kindlichen Gefühlsausbrüchen noch eine andere als heute.

Der Ausdruck menschlicher Empfindungen ist enorm wichtig für das soziale Zusammenleben, denn er macht uns für unsere Mitmenschen spürbar, nahbar und sympathisch. Versuchen wir, unser wahres Befinden zu verstecken, dann verunsichern und verletzen wir damit womöglich auch Menschen, die uns lieben. Vor allem in schwierigen Lebenssituationen brauchen wir die emotionale Unterstützung unserer Lieblingsmenschen mehr denn je!

Wenn es Ihnen anfangs fremd oder beschämend vorkommt, über ihre Kinderlosigkeit und Ihre Zukunftsängste zu sprechen, so ist es doch der gesündeste Weg für Sie, denn es reinigt Ihre Seele und nimmt Ihnen einen kleinen Teil der Last. Durch das Mitgefühl und die Unterstützung Ihrer Mitmenschen bekommen Sie die Gewissheit, nicht alleine zu sein und an der richtigen Front zu kämpfen. Gewiss werden Sie ganz unerwartet auf einige Leidensgenossen in Ihrem Umfeld treffen.

Bleiben Sie im Austausch und lockern Sie Ihre Verschwiegenheit! Es ist zwar eine sehr persönliche Angelegenheit, dennoch gibt es meines Erachtens keinen einzigen Grund, der dagegen spricht, sich zu öffnen. Ein Feedback von Freunden kann auch in den Situationen heilsam sein, wenn Sie dabei sind, sich zu verrennen oder allzu verbissen einem Ziel nacheifern, das nur eine sehr geringe Erfolgswahrscheinlichkeit mit sich bringt. Ihre Offenheit kann im Freundeskreis auch die Bestrebung initiieren, Sie besonders stark einzubinden und zu integrieren, um Ihnen das Gefühl zu nehmen, im *Abseits* zu stehen. Ein enger Kontakt mit den Kindern Ihrer befreundeten Paare lässt Sie die Attraktivität Ihres Vorhabens immer wieder von neuem spüren und kann Ihnen Kraft geben, Ihren steinigen Weg weiter zu gehen.

Ein weiterer Punkt betrifft den Kern Ihrer zukünftigen Familie, Ihre Partnerschaft. Versuchen Sie auf allen Etappen Ihres gemeinsamen Weges zu erkennen, was in Ihnen und dem Partner vorgeht. Es gibt nichts, das nicht gesagt oder gefühlt werden darf!

Wenn Sie verstehen, was mit Ihnen geschieht, Sie Ihre Gefühle begreifen und bewusst zum Ausdruck bringen, dann kann Sie das davor bewahren, dass sich aufgrund der konfliktreichen Gesamtsituation eine Distanz zwischen Ihnen und Ihrem Liebsten aufbaut. Wenn die Beziehung nicht mehr intakt ist, droht auch der Kinderwunsch erst einmal zu platzen.

4.4 Welche Unterstützung kann der Partner während der Behandlung anbieten?

Die zehn bis zwölf Tage nach dem Embryotransfer sind für uns Frauen besonders belastend. Die Zeit scheint still zustehen, die Tage sind ewig lang und die Zukunft ungewiss. Der Körper wird ständig beobachtet und auf Anzeichen einer möglichen Schwangerschaft oder Gegenanzeichen abgescannt. Natürlich ist das in so einem frühen Stadium meist weder zu spüren noch zu sehen, aber die Fantasie kann da so manch einen Streich spielen. Man klammert sich an jeden Strohhalm, der den allerkleinsten möglichen Hinweis liefern könnte.

„Ich habe wieder so Heißhunger, das habe ich immer vor meinen Tagen. Es hat bestimmt schon wieder nicht geklappt. Meine Brüste spannen etwas, das habe ich sonst nicht, vielleicht hat es doch geklappt? Dieser weiße Ausfluss, war der immer da? Schatz, bin ich anders als sonst? Meinst du, es ist ein gutes Zeichen, dass ich jetzt schon wieder Kopfschmerzen habe?“

Lieber Gott, lass sie einfach nur vorbei gehen, diese Zeit!

Viele Frauen fühlen sich mit ihren Gedanken und Gefühlen alleine gelassen. Jemand, der nicht betroffen ist, kann all die damit zusammenhängenden Gefühle und Gedanken schlecht nachvollziehen. Der Partner ist zwar meist am nächsten dran, bleibt aber doch recht unbeteiligt, da er den Embryo schließlich nicht in sich trägt. Die meisten Männer fühlen sich dabei sicherlich ziemlich machtlos, können sich aber meist deutlich besser ablenken und beruhigen als die Partnerin. Die tägliche, bestenfalls jeder Zeit abrufbare, emotionale Unterstützung durch den Mann ist deshalb enorm wichtig! Häufig spürt der Mann die kleinen hormonellen und psychischen Veränderungen bei seiner Partnerin schon lange bevor diese heulend ihre Blutung in Empfang nimmt. Männer sind zwar in die medizinischen Abläufe weniger fest eingebunden, befinden sich aber umso mehr in „Habtachtstellung“, da sie als stabile Basis die zerstörten Hoffnungen ihrer Partnerin immer wieder aufbauen müssen. Je mehr Zeit erfolglos verstreicht, desto ratloser werden auch die Männer, und ihr Trost kann daher zunehmend schlechter angenommen werden. Hoffnungslosigkeit kann sich breit machen.

Deshalb ist es umso wichtiger, dass das Paar gemeinsam bespricht, wie diese schwierige Zeit gestaltet werden kann. Vor allem die Zeit nach dem Transfer, wenn jeder Tag kein Ende zu nehmen scheint und an den Nerven zerrt. Eine Frau, die fast jeden Abend und auch noch tagsüber alleine mit ihren Gedanken zu Hause sitzt, wird sich im Kreis drehen oder sogar durchdrehen. Was in diesen zehn Tagen psychisch bewältigt werden muss, erfordert einen enormen Kraftakt und Copingstrategien. Der Begriff *Coping* bedeutet die Art des Umgangs mit einem als bedeutsam und schwierig empfundenen Lebensereignis.

Ein gut strukturierter Tagesplan, ablenkende Tätigkeiten, Unternehmungen mit Freundinnen und gemeinsame Abendessen können da Abhilfe schaffen. Diese Aktivitäten im Vorfeld zu organisieren reduziert die Gefahr, dass man sich in den betreffenden Wochen dann doch vermehrt in sich zurückzieht und mit möglichen Zukunftsängsten kämpft.

Da ist vor allem das Engagement des Partners gefragt, der zum Beispiel das Abendprogramm aktiv planen und gestalten kann. Eine mitfühlende Umarmung und Worte des Beistandes reichen manchmal leider einfach nicht aus, um die Situation zu entschärfen. Eine gute Ablenkung ist das A und O, um diese Zeit entspannter zu überstehen. Da Alkoholkonsum zur inneren Entspannung in dieser Situation nicht sinnvoll ist, sollte gezielt nach einer anderen Entspannungsmöglichkeit gesucht werden. In vielen Studien konnte zwar nicht belegt werden, dass Stress einen negativen Einfluss auf die Erfolgswahrscheinlichkeit einer Schwangerschaft hat, jedoch verbessert ein psychisch ausgeglichenes Gemüt zumindest die Wahrscheinlichkeit, diese Zeit ohne Folgeerscheinungen zu überstehen.

Ganz unabhängig davon wie es ausgeht, sollten wir versuchen, uns nicht komplett aus der Bahn werfen zu lassen, im Hier und Jetzt zu leben, um möglichst viele schöne Momente zu erleben. Das Kinderthema sollte keinesfalls unser gesamtes Leben überschatten, damit wir nicht blind für andere lebenswerte Dinge werden. Wir können nur das tun, was in unserer Macht steht. Nach getaner Arbeit müssen wir lernen zu warten. Während des Wartens sollten wir intensiv leben. Sonst sind die zwei Wochen nach dem Transfer, im Falle eines ausbleibenden Erfolges manchmal sogar auch mehrere Jahre, doppelt verschwendet.

Machen Sie sich bitte Gedanken, wie Ihr Partner Sie unterstützen kann und was Ihnen gut tun würde. Unausgesprochene Erwartungen, die letztendlich häufig in Vorwürfen ihren Ausdruck finden, bringen Sie in dieser Zeit nicht weiter. Manche Männer fühlen sich hilflos, so unbeteiligt an dem Prozess zu sein und möglicherweise auch schuldig, wenn sie die Hauptverursacher der Kinderlosigkeit sind. Sie können sicher sein, dass Ihr Partner sich mehr um Ihr Wohlergehen sorgt, als er es womöglich zum Ausdruck bringen kann. Wenn Sie Ihrem Partner aber die Möglichkeit geben, sich etwas zu „revanchieren“, kann Sie das Ihrem Partner noch näher bringen und die Beziehung entlasten.

Vielleicht wünschen Sie sich gerade in dieser Zeit etwas mehr Zärtlichkeit, häufiger eine Umarmung oder mehr! Eine Waden- oder Nackenmassage vor dem Fernseher, einen Theaterbesuch, einen gemeinsamen Kochabend, oder täglich einen frischen Blumenstrauß? Wenn Ihnen jedoch körperliche Nähe in dieser Zeit unangenehm ist, so können es auch völlig andere Dinge sein, die Sie sich erhoffen. Ein Aktivwochenende mit guter Ablenkung oder einen Schmöker-Abend ganz für sich. Was auch immer für Sie richtig und wohltuend erscheint, bitten Sie ihren Partner darum oder fordern Sie es sogar vorsichtig ein. Es steht Ihnen zu und Ihr Partner wird dankbar sein, einen weiteren Beitrag zu Ihrem Wohlbefinden leisten zu können.

Falls Ihr Partner ein Lesemuffel ist und nicht aus eigener Neugier in dieses Buch schaut, scheuen Sie nicht davor zurück, ihm Ihre schriftlich niedergelegten Gedanken zu zeigen.

Diese Art der Aufmerksamkeit oder Unterstützung wünsche ich mir ganz konkret von dir nach dem Transfer:

4.5 Nach dem Transfer gelassen bleiben

Diese Zeit des Abwartens wird von allen Paaren als maximal belastend empfunden. Die Tage erscheinen wie eine Ewigkeit, die Gedanken kreisen um die Embryonen, und das Paar fühlt sich gehemmt. Aus der Angst heraus, die Embryonen zu sehr zu schütteln, wird zumeist auf jegliche sexuelle Aktivität verzichtet. Wenn dies allerdings ein maßgeblicher Einflussfaktor wäre, so würden viele Frauen nie schwanger werden.

Nach dem Embryotransfer achten Sie umso mehr auf Ihre Ernährung, trinken keinen Alkohol, bewegen sich noch vorsichtiger im Straßenverkehr und trauen sich möglicherweise auch nicht, Ihrer gewohnten sportlichen Aktivität nachzugehen. Viele Frauen haben Angst, etwas falsch zu machen oder machen eine hohe Arbeitsbelastung verantwortlich für eine ausbleibende Schwangerschaft. Dabei trägt vor allem die körperliche Fitness und regelmäßige Bewegung zum Stressabbau bei und dient dem psychischen Ausgleich.

Die Gedanken fahren Achterbahn: Mal stellen Sie sich mit dickem Bauch vor, dann wieder als alte, verbitterte Frau ohne Enkelkinder. Ihre Fantasie schwankt zwischen Babygeschrei und dem Geplärr der Klageweiber. Die Nächte können unruhig, voller Alpträume oder überwiegend schlaflos sein. Aber Sie machen das doch alles nur, weil Sie im Grunde immer die Hoffnung haben, dass es diesmal erfolgreich sein wird.

So wird allerdings keine Gelassenheit aufkommen, und Sie werden in kürzester Zeit die Behandlungen abbrechen, da dieses Wechselbad der Gefühle auf längere Sicht nicht zu ertragen ist. Obwohl die Tatsache an sich, diese wunderbare Möglichkeit heutzutage überhaupt zu haben, Grund genug für Dankbarkeit und Zuversicht sein sollte, gestatten sich viele Frauen nicht, diese Zeit auch ein bisschen zu genießen. Die Angst davor, in ein noch tieferes Loch zu fallen, überwiegt. Aufgrund vorhergehender Erfahrungen wissen Sie vielleicht nur zu genau, dass die Enttäuschung über eine ausbleibende Schwangerschaft gleich groß ist, ob Sie nun zuvor überwiegend positiv oder negativ gestimmt waren. Das wird immer eine schwierige Situation bleiben.

Nach dem Transfer kommt es darauf an, dass Sie mit einer zuversichtlichen Haltung im Hier und Jetzt leben und aktiv Ihren Alltag gestalten. Ihre Achtsamkeit ist den ganzen Tag lang gefragt.

Unser Alltag besteht aus etlichen Vorgängen, die weitgehend automatisch und unbewusst ablaufen. Beispielsweise waschen wir unsere Hände mehrmals täglich, ohne dies groß zu planen oder situativ wahrzunehmen.

Wären wir den ganzen Tag über hundertprozentig aufmerksam und bewusst, würde das für unseren Körper eine enorme Anstrengung bedeuten. Insofern ist es physiologisch sinnvoll, dass wir einige Tätigkeiten im *Autopilot-Modus* bewerkstelligen. Nimmt dieser Bewusstseinszustand jedoch überhand, so kann es passieren, dass uns Vieles unbewusst bleibt und der Tag an uns vorbei fliegt, ohne dass wir aktiv an seiner Gestaltung mitgewirkt haben. Wenn wir unbewusst sind, dann verselbstständigen sich auch die Kinderwunschgedanken. Wahrnehmungen und Interpretationen werden von Angst bestimmt und körperliche Anspannung kann in einzelnen

Körperteilen entstehen. Wir merken es womöglich erst nach ein paar Tagen daran, dass wir zunehmend niedergedrückt sind, die Konzentrationsfähigkeit sinkt und jede Aktivität von einem Anflug sorgenvoller Gedanken unterbrochen wird. Das sind unbewusste innere Widerstände, die durch emotionale Negativität und mentales Urteilen über die aktuelle Situation entstehen. Mangelnde Bewusstheit für den Moment lässt vermehrtes Grübeln überhaupt erst entstehen und führt dazu, dass wir uns auf eine krank machende Weise mit unseren Sorgen identifizieren. Damit ist gemeint, dass wir so stark von unseren Sorgen beeinflusst werden, dass wir uns nicht mehr als selbstständigen, handlungsfähigen Menschen wahrnehmen und wir uns in unserer Fähigkeit, diesen Zustand aktiv zu durchbrechen, blockiert fühlen. Durch das Annehmen dessen, was ist, werden wir wieder von der mentalen Identifikation befreit und haben einen besseren Zugang zu unserem Sein, unseren Bedürfnissen und Gefühlen.

Jetzt ist Ihr Einsatz gefragt. Indem Sie sich gezielt den Aktivitäten widmen, die Freude machen oder körperlich entspannen, können Sie etwas Abstand von Ihrem „Sorgenprogramm" gewinnen. Wenn Sie beginnen, wieder vermehrt den Momenten in Ihrem Leben Beachtung zu schenken, die Ihrer Seele schmeicheln, dann wird Ihr gesamtes Befinden entscheidend verbessert. Sie haben beispielsweise das Bewusstsein, dass in Ihrem Bauch ein oder mehrere Embryonen ruhen. Versuchen Sie sich auch dementsprechend bewusst damit auseinanderzusetzen, aber auf eine optimistische Art und Weise. Legen Sie immer mal wieder eine Hand auf Ihren Bauch und spüren in die Tiefe. Schaffen Sie eine positive Atmosphäre und die bestmöglichen Bedingungen für die erwünschte Schwangerschaft.

Wenn Sie sich auf die Gegenwart konzentrieren, können all Ihre Sinne im Alltag viel mehr aufnehmen und lassen Sie intensiver leben.

Achtsamkeit ist eine gezielte Form der Aufmerksamkeit, die Ihnen schon nach kurzer Zeit die Möglichkeit gibt, wahrzunehmen, wie es Ihnen wirklich geht. Sie lässt eine Fokussierung auf Ihre inneren Zustände und Ihre momentanen Bedürfnisse zu.

Mit dieser Übung können Sie erproben, wie es sich für Sie anfühlt, einer einzigen Sache die volle Aufmerksamkeit zu schenken. Ihre Konzentration gezielt auf eine entspannende oder belebende Tätigkeit zu lenken, kann Ihnen Energie zurückgeben und neue Kräfte mobilisieren. Wenn Sie sich für jeden Tag des Wartens drei gezielte Aktivitäten vornehmen, die Sie bewusst durchführen wollen, dann vergeht die Zeit unter Garantie schneller und Ihre Ängste haben wenig Gelegenheit, sich breit zu machen. Eine gute Selbstfürsorge in den nächsten Tagen ist ein Muss.

Meine Aktivitäten für die nächsten Tage nach dem Transfer bis zu dem Zeitpunkt der Blutabnahme:

Beispiel:

Tag 1.: Meine Gedanken in einem Tagebuch aufschreiben. Einen langen Spaziergang im Park machen. Etwas Neues Kochen, wofür ich mir schon immer Zeit nehmen wollte. Abends viel Zeit für die Körperpflege nehmen.

Tag 2.: Jedes Getränk an dem Tag besonders bewusst trinken, ohne etwas nebenbei zu machen. Eine kreative Umgestaltung in der Wohnung vornehmen. Abends ins Kino gehen.

Tag 3.: Den Kleiderschrank oder Keller ausmisten. Besonders engagiert meiner beruflichen Tätigkeit nachgehen. Eine medizinische Massage buchen. Mit einer Freundin abends einen Tanzworkshop besuchen.

Tag 4.: …

Tag 1

____

____

____

____

Tag 2

____

____

____

____

Tag 3

____

____

____

____

Tag 4

Tag 5

Tag 6

Tag 7

Tag 8

Tag 9

Tag 10

5

Enttäuschungen verarbeiten

5.1 Die Enttäuschung verarbeiten

Der Moment, in dem die Blutung vorzeitig eintritt oder das Testergebnis negativ ist, zerstört gefühlt eine ganze Welt. Alle Hoffnungen der letzten Wochen werden in einer Sekunde zerschlagen, und die Seele zerbricht wie eine zu dünne Porzellantasse. Vermehrtes Weinen, ein zeitweiliger Rückzug und Wut auf die ganze Welt haben hier ihre Berechtigung. Indem wir uns auch diesem Moment hingeben anstatt ihn abzuwehren, verarbeiten wir in dieser *Hingabe* die erlebten Gefühle. Sie brauchen nicht in Aktionismus verfallen oder direkt wissen, wie es weiter geht. Sie haben etwas Trauriges erlebt und dürfen Ihrer Trauer ausreichend Raum geben, um den Verlustschmerz der nicht eingetretenen Schwangerschaft zu verarbeiten.

Nach weiteren gescheiterten Versuchen hätte ich mich am liebsten wochenlang in meinem Bett vergraben, ohne mit irgendjemandem zu sprechen. Es drückt in der Brust, es zieht im Unterleib, es dreht sich im Kopf. Nachdem die ganze Hormonbehandlung schon das Gefühl entstehen lässt, *krank zu sein,* fühlt man sich jetzt erst richtig krank!

Das ist aber vor allem den Gedanken geschuldet, die diesen Moment begleiten: „Es wird vielleicht nie klappen. Warum haben andere das Glück, und ich nicht? Wenn es schon mit drei Embryonen nicht klappt, was dann? Wie soll ich jemals glücklich werden, wenn ich keine Kinder bekomme? Ich kann mir ein Leben ohne Kinder beim besten Willen nicht vorstellen".

J. Kuehn, *(Un-)Erfüllter Kinderwunsch,*
https://doi.org/10.1007/978-3-662-59484-1_5

Mein innerer Druck war nach mehreren Fehlversuchen nun deutlich gestiegen, zumal wir einen erneuten Antrag zwecks Kostenübernahme bei der Krankenkasse stellen mussten und der weitere finanzielle Förderumfang unklar war.

Niedergeschlagenheit, Rückzug und eine depressive Stimmungslage sind häufige Begleiter solcher Behandlungen. In anderen schwierigen Lebenssituationen weiß man, es geht zumindest irgendwann, irgendwie vorbei. Aber bei dem Kinderwunschthema ist das nicht so. Denn es kann sein, dass man nie ein eigenes Kind bekommen wird, und dieser Schmerz geht somit nicht vorbei. Aber man kann lernen, sich für neue Perspektiven zu öffnen, umzudenken und neue Wege gehen. Es würde auch für uns irgendwie weiter gehen!

Mein Selbsterhaltungstrieb ist immer schon sehr groß gewesen. Deshalb hielten diese Phasen der Niedergeschlagenheit bei mir nie lange an, und eine *instinktive Kraft* in mir trieb mich voran. Bald darauf habe ich mich hingesetzt und meinen Ehemann um ein Gespräch gebeten. Ich habe ihn gefragt, wie es weiter gehen könne und welche Alternativen er für sich und uns sähe. Wir haben versucht ein Für und Wider der möglichen Schritte zu erstellen, sind Szenarien durchgegangen und haben versucht, unsere Unsicherheit mit der Suche nach Informationen zu reduzieren. Wir wollten herausfinden, wie gut oder schlecht unsere Chancen bei den einzelnen Alternativen standen und haben auch überlegt, welche Option am wenigsten stressig klang oder finanziell machbar erschien. Wir suchten nach einem Plan B.

Allein die Tatsache, dass mein Mann mir jegliche Unterstützung zusagte und sich auch für eine Adoption aussprach, gab mir so viel Kraft und Mut, dass ich wieder positiv denken konnte und den Entschluss fasste, eine weitere Hormonbehandlung durchzuführen, sofern mein Körper nicht protestieren würde. Natürlich spielte auch die Erfolgswahrscheinlichkeit eine Rolle. In den vergangenen Versuchen waren während der Stimulation hohe Hormondosen benötigt worden, und mir war klar, dass ein Weitermachen nur sinnvoll war, wenn weiterhin eine ausreichend hohe Anzahl an Eizellen gewonnen werden konnte.

Wir versuchten also, eine möglichst kluge Entscheidung zu treffen, die zu unseren Lebensumständen und unserer Lebenseinstellung passte.

5.2 Der Umgang mit dem Schmerz

„Wir brauchen alles an der Trauer, den Schmerz und die Sehnsucht, die Verzweiflung, die am Anfang jeder Trauer steht, wir brauchen die schlaflosen Nächte und die Tränen, um uns Erleichterung durch sie zu schaffen.

Wir brauchen auch all die gewonnenen Erkenntnisse, die am Ende der Trauer stehen, um uns unsere Lebensweisheit erarbeiten zu können". (Quelle: Gelassen durch die Kinderwunschzeit; Birgit Zart, 2009)

Ihr Schmerz möchte genauso gehört werden wie Ihre Bedürfnisse nach Liebe und Anerkennung. Je mehr Sie ihn abwehren, desto unerträglicher werden Sie ihn wahrnehmen. Erst wenn wir unsere Abwehrhaltung reduzieren, können Gefühle der Verbitterung und der Verlustschmerz heilen. Ihr Schmerz zeigt Ihnen auch, wie wichtig es Ihnen ist und wie sensibel und verletzbar Sie auf Enttäuschungen reagieren.

Möglicherweise war das früher einmal nicht so, da Sie sich widerstandsfähiger und stabiler gefühlt haben. Eine solche Entwicklung ist fast vorhersehbar und in Anbetracht der immer wiederkehrenden Gefühlszustände bei unerfülltem Kinderwunsch gut verständlich. Diese Zeit der unerfüllten Träume macht zunehmend porös, dünnhäutig und kraftlos.

Durch den Schmerz einer zerstörten Hoffnung, die innere Leere und Ihre anhaltende Sehnsucht fühlen Sie sich einerseits unangenehm lebendig, andererseits innerlich taub. Fokussieren Sie sich nach Möglichkeit auf dieses „lebendig sein", auch wenn es schmerzt. Denn das ist es, was Ihnen die Kraft gibt, weiter für Ihr Ziel zu kämpfen.

Lassen Sie Ihren Schmerz raus. Weinen Sie, so lange es nötig ist. Setzen Sie sich in ein Auto und schreien, so lange und so laut, wie Sie können. Drücken Sie Ihre Gefühle aus, beim Malen, beim Tanzen oder beim Sport.

Egal was es ist, geben Sie Ihrem Schmerz den Raum, der ihm zusteht.

5.3 Ressourcen – Wie erhalte ich meine Kraft?

In kaum einer Zeit ist es so wichtig, mit unseren Kräften zu haushalten wie in der Kinderwunschzeit. Wenn wir uns nicht seelisch stark und gewappnet fühlen, kann sie zu einer seelischen Qual werden.

Sehr viele Frauen entwickeln in dieser Zeit Anzeichen für eine depressive Erkrankung, was dazu führen kann, dass sie sich ausgebrannt und innerlich leer fühlen. Die Verwirklichung ihrer Ziele rückt damit häufig in weite Ferne, da Rückzugsverhalten, zunehmende Ängste, Hoffnungslosigkeit und körperliche Beschwerden den Alltag bestimmen können. Wem die volle Ausprägung einer Depression droht, der wird sich wohl kaum zutrauen, erst recht nicht unter solch erheblichem Aufwand, ein Kind in die Welt zu setzen.

Damit solche Symptome gar nicht erst auftreten, sollten Sie von Ihren Kraftquellen Gebrauch machen und sehr sorgsam und fürsorglich mit Ihren Kraftreserven umgehen.

In unserem Alltag wird jedem von uns ohnehin so einiges abverlangt. Von uns wird erwartet, eine kontinuierliche Leistung zu erbringen und in Aktion zu bleiben. Das tun wir täglich, indem wir unter anderem unserer Arbeit nachgehen, unsere Wohnung in Ordnung halten, die Freizeit sinnvoll gestalten, Projekte abschließen und immer wieder neue Ziele verfolgen. Und bei all dem wollen wir auch noch ein freundlicher und umgänglicher Zeitgenosse sein, der seine eigenen Gefühle unter Kontrolle hat. Das sind enorme Anforderungen, vor denen wir stehen. Daher ist es sehr wichtig, dass wir Ressourcen haben und diese nutzen. Das Wort Ressource heißt auch *Quelle.* Wer seine eigenen Kraftquellen kennt und sich Zeit für die eigenen Bedürfnisse nimmt, der stabilisiert damit das innere Gleichgewicht und verbessert seine allgemeine psychische Verfassung in schwierigen Lebensphasen. Einige Menschen machen sich keine Gedanken darüber, dass ihnen diese Quellen zur eigenen Nutzung zur Verfügung stehen. Andere wiederum kennen die Aspekte, die ihr Wohlbefinden steigern, gestatten sich aber nicht, auch mal in Müßiggang zu verfallen und die Seele baumeln zu lassen. Indem wir lernen *abzuschalten* und uns den Aktivitäten zu widmen, die keine Leistung erfordern und *nur* Spaß machen, erhalten wir unsere geistige Gesundheit. Unser Kopf ist vor allem in problematischen Lebenssituationen so voll mit Aufgaben, Sorgen, Ängsten, Kontrolle und einem Gefühl von *Druck,* dass wir dazu neigen, folgendes zu vergessen, nämlich die *Fähigkeit zur Entspannung.* Diese ist ebenso wichtig wie die *Fähigkeit zur Anspannung.* Sich selbst zu erlauben, an einigen Tagen weniger zu arbeiten oder Arbeit für die nächste Woche liegen zu lassen, fällt kontrollierten Menschen nicht leicht. Unseren eigenen Wünschen und Freizeitinteressen nachzugehen ist ebenso wichtig wie unseren täglichen Verpflichtungen nachzukommen. Es ist notwendig, dass wir ein Gespür für die Grenzen unserer persönlichen Belastbarkeit bekommen, da wir sonst unter den Folgen einer Überlastung leiden und weniger Freude im Leben empfinden. Wenn wir uns nicht von Zeit zu Zeit entspannen und unsere Gedankenströme unterbrechen, lassen wir uns keinen Raum für bewusste Entscheidungen, für Kreativität, für die persönliche Entwicklung und letztlich für uns selbst. Wenn wir lernen ab und zu „loszulassen", dann setzt diese Lockerung der Kontrolle Energie frei, die sich in viele Richtungen entladen kann und zu neuen Lebensimpulsen führt.

In der Kinderwunschzeit spielt der Wunsch nach Kontrolle eine große Rolle. Objektiv betrachtet haben wir wenig Einfluss auf die Entwicklung unserer Kinderwunschpläne. Je weniger wir kontrollieren können, desto ausgeprägter wird jedoch unser Kontrollverhalten. Da das keinen positiven Einfluss auf unsere Situation hat, sollten wir damit beginnen, unsere Kontrolle in sämtlichen Lebensbereichen zu lockern, da sie uns zusätzlichen Stress verursacht. Die Fixierung auf eine einzige Sache, wie den Kinderwunsch zum Beispiel, unterdrückt alle anderen Wesensmerkmale in uns und führt zu einer kontinuierlichen Entkräftung und Entfremdung von uns selbst.

Für unsere Seele ist die Balance zwischen Kraft erfordernden und Kraft spendenden Tätigkeiten enorm wichtig. Wenn unsere verbleibende Energiereserve aufgebraucht ist und wir nicht mehr fühlen können, was uns gut tut, dann sind wir ausgebrannt und müde. Negative Gedanken können desto einfacher die Oberhand gewinnen, je erschöpfter und hoffnungsloser wir uns fühlen. Unsere Kraftquellen unterstützen uns dabei, uns selbst einen Teil der Kraft wieder zurückzugeben, damit wir aus einer Niederlage gestärkt hervorgehen können.

Ein weiteres Geheimnis ist eine tief empfundene positive Lebenseinstellung, die eine ganz wichtige Ressource darstellt. So führen ein anhaltender Optimismus, zuversichtliche Gedanken und wohlwollende Interpretationen zu einem guten Allgemeinbefinden. Gute Gefühle sind allerdings ebenso vergänglich wie strahlender Sonnenschein. Sie können ebenso schnell abklingen, wie sie entstanden sind. Das bringt auch die Notwendigkeit mit sich, dass wir einerseits früh lernen sollten, schöne Gefühle zu schätzen, und andererseits innerlich darauf vorbereitet sind, dass nichts von Dauer ist. Wenn wir täglich darauf bedacht sind, die guten Gefühle wie Freude, Glück, Dankbarkeit und Liebe bewusst wahrzunehmen, dann können wir lernen, besondere Momente durch *Innehalten* in unserem Gedächtnis abzuspeichern. So können wir auf diese schönen Erinnerungen auch noch Jahre später zurückgreifen und in dunklen Zeiten von ihnen profitieren.

Nicht jeder Tag wird gleichermaßen als erfüllend erlebt. Selbst mit einer positiven Grundeinstellung können nicht alle Sorgen und Nöte vergessen werden. Deshalb ist es für ein ausgeglichenes Leben von Bedeutung, dass wir uns unserer Energiespender bewusst sind und diese im Alltag nutzen. Je besser wir uns mit den uns zur Verfügung stehenden Hilfsmitteln stabilisieren können, desto widerstandsfähiger sind wir in schweren Zeiten.

Fühlen wir uns hingegen permanent gehetzt, dann werden wir zunehmend empfindlich und durch ein dauerhaft gestresstes Immunsystem möglicherweise ernsthaft krank.

So weit sollten wir es nicht kommen lassen. Wenn wir darauf achten, den Druck der sich immer wieder aufbaut, im Verlauf des Tages auch wieder abzubauen, dann fühlen wir uns am Abend ausgeglichen. Anderenfalls erhöht sich die muskuläre Verkrampfung, der Blutdruck steigt, und unser gesamter Kreislauf wird so stark belastet, dass Herzrhythmusstörungen, Schwindel und Magenprobleme auftreten können. Es gibt keine bessere

Altersvorsorge, als durch sportliche Aktivitäten, Entspannungsphasen und andere positive Erlebnisse gut für sich zu sorgen.

Die amerikanische Psychologin Barbara L. Fredrickson konnte in mehreren Studien belegen, dass es auf die Quantität der positiven Gefühle ankommt. Sie benannte als Messinstrument den „Positiven Quotienten", der sich aus dem Verhältnis zwischen tief empfundenen positiven einerseits und herzzerreißend negativen Gefühlen andererseits während eines beliebigen Lebensabschnittes berechnet. Sie belegte durch Studien, was passiert, wenn der Anteil der positiven Ereignisse unter einen gewissen Wert fällt. Diese Menschen gerieten dann leichter in eine von Negativität getragene Abwärtsspirale, in denen ihre Misserfolge fast vorhersagbar waren und sie sich seelisch stark belastet fühlten. Für ein ausgeglichenes Befinden scheint ein Verhältnis von 3:1 ausreichend zu sein. Damit ist gemeint, dass drei gute Gefühle mit einem schlechten Gefühl verrechnet werden. Wir sollten also die guten Gefühle ganz bewusst fördern, indem wir auch in einer belastenden Lebenssituation eine optimistische Sichtweise annehmen. Eine humorvolle Betrachtung einer eigentlich misslichen Lage kann beispielsweise Gefühle der Wut oder Enttäuschung mildern.

Fällt Ihnen die folgende Übung leicht, so scheinen Sie gut auf ihre Kraftreserven zugreifen zu können. Wenn es Ihnen schwer fällt, die anschließenden Fragen zu beantworten, so sind Sie hingegen ausgebrannt und erschöpft oder fühlen sich ideenlos und leer. Sollte das der Fall sein, versuchen Sie sich bitte an das zu erinnern, was Sie in Ihrer Kindheit besonders geliebt haben. Womit haben Sie damals gerne Ihre Freizeit verbracht? Vielleicht gab es auch ein Hobby, dem Sie mit Leidenschaft nachgegangen sind, das sich lohnt nochmals aufgegriffen zu werden.

Benennen Sie nun Ihre persönlichen Kraftquellen und Wohlfühlmomente.

Meine Kraftquellen im Alltag

Beispiele:

(Abends etwas Besonderes kochen. Jeden Tag eine halbe Stunde Zeit einplanen, um eine schöne Entspannungsmusik zu hören. Abends bewusst einen Film oder eine Sendung auswählen und sich ganz darauf einlassen. Mit einer Freundin in der Stadt bummeln und Kaffee trinken gehen.)

____

____

____

____

____

Meine Kraftquellen am Wochenende
Beispiele:
(Mit Freunden oder dem Partner ins Kino gehen. Ein Wellness-Wochenende planen. Ein Steak-Restaurant besuchen. Einen Spieleabend mit Freunden organisieren. Ungestört einem bestimmten Hobby nachgehen. Ohne Zeitdruck im Fittnesstudio trainieren. …)

____

____

____

____

5.4 Der Umgang mit der Angst

Ängste nehmen meist stark ab, wenn man sich bewusst mit ihnen auseinandersetzt. Sie sind dann nicht mehr ein ungeordnetes Chaos von Gedanken, Horrorszenarien oder Hiobsbotschaften, sondern werden für uns greifbar. In dem Moment, in dem wir uns mit unseren Ängsten beschäftigen, ihnen Raum geben, zuhören und die Ursprünge dieser Gefühle ergründen, können wir besser mit ihnen umgehen.

Wenn wir uns hingegen zurückziehen, emotional isolieren oder gar weglaufen, werden unsere Angstgedanken eine unvorhersehbare Bedrohung für uns bleiben.

Zumindest unserem Partner gegenüber sollten wir uns diesbezüglich öffnen und alle Gedanken aussprechen, so schambesetzt, angst- oder hasserfüllt sie auch sein mögen. Denn nur so lassen sich diese unliebsamen Wegbegleiter besänftigen. Ein einfühlsamer Umgang mit unseren Ängsten kann sogar zu einer schnelleren Problemlösung beitragen.

Jeder Mensch hat irgendwelche Ängste. Bei dem einen sind sie konkret, bei dem anderen eher diffus. Wohl kaum eine Lebenssituation ist mit derart spezifischen Befürchtungen verbunden, wie eine ungewollte Kinderlosigkeit. So unterliegt auch die gefühlsmäßige Entwicklung bei den Paaren immer wiederkehrenden Prinzipien.

Durch die eintretende Regelblutung und den negativen Schwangerschaftstest schleicht sich die Angst, für immer leer auszugehen, jeden Monat etwas tiefer in die Seele ein. Die Unberechenbarkeit der Empfängnis und ein Gefühl des „Ausgeliefert-Seins" kommen gratis hinzu.

Wir selbst können nur einen kleinen Beitrag leisten, um die Erfolgsaussichten zu verbessern, denn letztendlich ist es Schicksal, Glückssache,

Zufallsprinzip oder eine höhere Macht, die über einen Erfolg oder Misserfolg entscheiden. Es bleibt uns nur eine zuversichtliche Haltung, Hoffnung und das Vertrauen in unseren eigenen Körper. Wir sind gezwungen, ein großes Stück an Kontrolle abzugeben. Wir sind weitgehend machtlos und deshalb ist es so wichtig, dass wir in dieser Zeit gelassen bleiben und das Leben dennoch genießen. Wenn uns eine anhaltende innere Unruhe davon abhält, richtig zu entspannen und zu genießen, dann bleibt am Ende nichts mehr übrig, weder ein Baby, noch ein freudvoll und intensiv gelebtes Leben.

Im Anschluss finden Sie eine Liste von häufig vorkommenden Sorgen während der Kinderwunschzeit. Bitte markieren Sie mit einem Textmarker die sechs Aussagen, die Sie am meisten gedanklich beschäftigen. Daraufhin schreiben Sie diese bitte darunter auf und achten darauf, dass Sie mit Ihrer am schwersten ertragbaren Angst beginnen.

Indem Sie Ihre größten Ängste in einer *Angsthierarchie* ordnen, erkennen Sie diese in ihrer Stärke an. Das ermöglicht Ihnen, auch mit genau diesen Sorgen einen konstruktiven Umgang zu finden, die Sie jetzt noch blockieren. Wenn es Ihnen gelingt, Ihre Angst anzunehmen statt abzuwehren, dann wird sie bald in ein anderes, besser greifbares Gefühl übergehen, wie zum Beispiel Traurigkeit.

Erstellen Sie nun bitte eine Angsthierarchie Ihrer sechs stärksten Zukunftsängste.

Ich habe Angst

- niemals Enkelkinder zu haben
- alleine zu sterben
- niemals schwanger zu werden
- schwanger zu werden und das Kind wieder zu verlieren
- keine gute Mutter zu sein
- mich nicht mehr mit anderen Familien treffen zu können
- niemals ein Kind stillen zu können
- meinem Mann kein Kind schenken zu können
- körperlich und psychisch zu versagen
- nie erfahren zu dürfen, jemals Mutter zu sein
- sozial und emotional isoliert zu sein
- meine starke Sehnsucht und meine unerfüllte Liebe zu einem Kind nicht auszuhalten
- nie zu wissen, wie ein Baby riecht, schmeckt und sich anfühlt
- nie zu wissen, wie sich eine Schwangerschaft anfühlt
- im nächsten Zyklus wieder enttäuscht zu werden
- vor der Trauer, die noch kommt

- vor mir selber und meinem Babyneid
- vor den nächsten Familientreffen
- keine Kinder erziehen zu dürfen und aufwachsen zu sehen
- im Ruhestand gelangweilt und allein zu sein
- als *Nicht-Mutter* ausgegrenzt zu werden
- dass unsere Familienlinie ausstirbt
- dass ich die Kontrolle über die Situation verliere
- dass ich an dem Schmerz seelisch zerbrechen werde
- dass meine Partnerschaft daran zerbricht
- dass wir uns die finanziellen Kosten für die Realisierung des Kinderwunsches nicht leisten können
- niemals ein glückliches Familienleben erleben zu dürfen
- niemals Mutter sein zu können
- bei einer Adoption keine Chance zu haben

Meine Angsthierarchie

1.

____

____

____

2.

____

____

____

3.

____

____

____

4.

____

____

____

5.

____

____

____

6.

____

____

____

Sagen Sie sich danach innerlich:
„Liebe Angst, ich spüre Dich und ich werde mich um Dich kümmern. Ich werde tun, was in meiner Macht steht und was ich mir zutraue. Ich brauche Dich dafür nicht ständig in meinem Nacken."

Vielleicht fühlen sich diese Sätze anfangs fremd an, sodass Sie sie mehrfach wiederholen müssen, bis eine Verinnerlichung eintritt.

Es wirkt beruhigend sich diese Sätze gebetsmühlenhaft immer dann innerlich vorzusagen, wenn die Angst erneut in Ihnen aufsteigt. Dadurch machen Sie sich selbst Mut und werden innerlich stärker.

Ihre Angst hat nur solange eine treibende, förderliche Funktion, bis Sie ein Ziel und einen Strategieplan haben. Danach brauchen Sie Ihre Angstgedanken nicht mehr.

5.5 Die Auswirkungen unserer Fantasie/Antizipation

Unsere innere Einstellung und die damit zusammenhängende bildliche Vorstellung, die wir mit unserer Zukunft und dem Kinderwunsch verbinden, hat maßgeblichen Einfluss auf das Gelingen. Das, was wir uns vorstellen, beeinflusst wiederum unsere Körperfunktionen und unseren Hormonstatus. Wenn wir uns von Zeit zu Zeit in Tagträumen verlieren, uns mit dickem Bauch oder einem süßen Baby im Arm vorstellen, dann geben wir damit unserem Unbewussten den Weg vor.

Es kann psychische Ursachen geben, warum es nicht klappen mag, es kann aber auch zu psychischen Erkrankungen führen, wenn es nicht klappt. Eines bleibt aber unbestritten, dass ein stabiles seelisches Wohlbefinden die halbe Miete für eine gelassene Kinderwunschzeit ist.

Sie sollten sich immer vor Augen halten, dass Ihre innere Einstellung und Ihre Gedanken regulierbar und absehbar sind. Der Ausgang einer künstlichen Befruchtung eher nicht. An Ihren Gedanken können Sie arbeiten und sich Ihre eigene kleine Wirklichkeit erschaffen. Vor allem die Erfüllung eines generellen Kinderwunsches können Sie sich ein Stück weit selbst erarbeiten.

Konkrete Zukunftsbilder zu visualisieren kann Ihnen dabei helfen, Ziele klar erkennbar und besser erreichbar zu machen. Eine möglichst genaue Vorstellungskraft fördert Ihre Motivation und lässt Sie die Attraktivität Ihres erwünschten Vorhabens im Vorfeld erahnen. Dadurch werden vermehrt Glückshormone produziert, die wiederum die chemischen Prozesse im Gehirn positiv beeinflussen und die Stimmungslage verbessern und stabilisieren. Eine positive Vorstellung stärkt das Immunsystem, kräftigt Ihren Körper und stimmt Sie zuversichtlich.

Wenn wir uns hingegen irgendwelche Horrorszenarien ausmalen, uns ungeborene oder tote Kinder vorstellen, dann hat das nur negative Auswirkungen. Unser Gehirn kann nicht eindeutig erkennen, dass wir es uns *nur* vorstellen, weshalb ähnliche Gefühle im Körper hervorgerufen werden, wie wenn wir es gerade erlebten. Es ist dann so, als würden wir die vorgestellte Sinneserfahrung in diesem Augenblick tatsächlich machen. Aus dem Grund ist es auch so wichtig, dass wir uns *nur das* vorstellen, was wir wirklich wollen. Andernfalls können unsere ausgemalten Befürchtungen, wenn wir sie lebhaft visualisieren, zu einem realen Gefühl der Bedrohung werden. Das passiert jedoch häufig weitgehend unbewusst, vor allem wenn wir uns schon in einer Grübelspirale befinden. Unser Gehirn macht dann aus unseren Sorgen beängstigende Katastrophenszenarien, die uns emotional und gedanklich blockieren. Nur wenn wir uns unserer Gefühle nicht *bewusst* sind, kann sich unser Verstand ganz leicht ausklinken, sodass dunkle Gedanken der Treibstoff unserer Fantasie werden.

Stellen Sie sich also bitte nur das vor, was Sie auch wirklich erleben wollen!

Machen Sie sich eine konkrete Vorstellung von ihrem Wunschkind. Wie stellen Sie sich die ersten Momente mit Ihrem Kind vor?

____

____

____

____

____

____

Schreiben Sie einen kurzen Brief an Ihr Wunschkind
Heißen Sie es willkommen; erzählen Sie Ihrem Kind, auf was es sich freuen kann. Schreiben Sie ihm von den Eltern, die auf es warten. Erklären Sie ihm, dass Sie nicht wissen, wie lange es noch dauert, bis es bei Ihnen sein wird, aber dass Sie alles dafür tun werden, dass es nicht mehr lange dauert.

5.6 Die Beziehung zu unserem Körper

Unser Körper, vor allem der Bauch, steht im Mittelpunkt aller Betrachtungen. Auch ohne Kinderwunsch ist diese Körperregion Grund für so manch eine Konsultation in einer ärztlichen Praxis. Es ist der Ort des berühmten „Bauchgefühls" und er reagiert besonders sensibel auf äußere Einflüsse.

Der Bauch arbeitet Tag und Nacht auf Hochtouren, oben angefangen mit dem *nervösen Magen,* der zu Sodbrennen, Übelkeit, Appetitlosigkeit oder einem anhaltend flauen Gefühl führen kann. Der Magen geht dann über in den Darm, der etliche Menschen mit Völlegefühl, Blähungen, Verdauungsstörungen, kolikartigen Schmerzen und Missempfindungen plagt. Dieses sogenannte *Reizdarmsyndrom* ist völlig harmlos, wird aber durch psychischen Stress verstärkt und kann zu etlichen Arztbesuchen und verzweifelten Therapiemaßnahmen führen. Die Blase liegt etwas tiefer und kann sich ebenfalls mit unangenehmem Harndrang, Missempfindungen oder ziehenden Schmerzen melden. Nicht zuletzt reagieren unsere Eierstöcke und die Gebärmutter im Rahmen eines jeden Zyklus auf die täglichen Hormonschwankungen.

In Ihrem Bauch ist somit immer viel los! Und viele Frauen wünschen sich zwar eine perfekt funktionierende Gebärmutter, stehen aber mit allen anderen Organfunktionen auf Kriegsfuß. Vor allem in besonders stressigen Zeiten können Magenbeschwerden, Reizdarmsymptome, eine nervöse Blase und Menstruationsbeschwerden zeitgleich auftreten. Da ist es nicht verwunderlich, dass Frauen sich zunehmend beobachten und das Vertrauen in die Funktionalität ihrer Fortpflanzungsorgane verlieren. Wenn sich die ersehnte Schwangerschaft nicht einstellt, kommen bei einigen auch Zweifel an der eigenen Weiblichkeit auf.

Die Akzeptanz von körperlichen Unregelmäßigkeiten, Zyklusstörungen oder harmlosen Magen-Darm-Beschwerden ist ein wichtiger Schritt, gelassen mit solchen Empfindungen umzugehen. Auch die Annahme möglicher körperlicher Einschränkungen und ein selbstfürsorglicher Umgang damit verbessert die Beziehung zum eigenen Körper. Er verdient vollste Anerkennung für das, was er leistet. Wir sind auf eine erfolgreiche Zusammenarbeit angewiesen und sollten so viel Toleranz wie möglich für ihn aufbringen.

Unser *Selbstbild* setzt sich aus dem zusammen, was wir über uns, unser Handeln, unser Fühlen und unseren Körper denken. Die Annahme unseres Körpers ist ein wesentlicher Aspekt unserer Selbstannahme.

Unser Körperbild spielt dafür eine entscheidende Rolle. Darunter versteht man das eigene Konzept oder Bild von der Größe, Form und Gestalt des eigenen Körpers und die damit verbundenen Gefühle. Die wenigsten Menschen sind mit ihrer äußerlichen Erscheinung rundum zufrieden und nehmen empfundene Defizite eher wahr als die Schönheit, die die Natur ihrem Äußeren verliehen hat. Der Körper entscheidet mit darüber, ob wir etwas fühlen können oder nicht. Je mehr die Atmung unterdrückt und die Muskulatur angespannt ist, desto blockierter ist die Wahrnehmung der Gefühle hinsichtlich ihrer Intensität oder als Ganzes. Der Körper ist der Schauplatz unserer Gefühle. Unser *Blickwinkel* und unser *Standpunkt* entscheiden darüber, wie schnell uns etwas *über die Leber läuft* oder auf *die Nieren geht.* Sind wir sensibel, so kann uns vieles *auf den Magen schlagen.* Können wir uns schlecht abgrenzen, lastet vieles *auf unseren Schultern.* Wenn wir das Verhalten *engstirniger* oder *halsstarriger* Menschen nicht mit dem Verstand *begreifen,* dann kann uns das *auf die Nerven gehen.* Wenn uns die Angst *im Nacken sitzt,* dann bekommen wir *kalte Füße* oder *weiche Knie.*

Ein ausgeprägter Kinderwunsch mit vielen Rückschlägen kann dazu führen, dass Frauen beispielsweise ihren Bauch nicht mehr betrachten oder berühren können. Das Verhältnis zu ihm ist sozusagen gestört. Obwohl wir ihn stärker denn je beobachten, entfernen wir uns auf eine ungesunde Weise von ihm. Grundlegende Bedürfnisse werden nicht mehr so gut wahrgenommen, und der Fokus liegt auf dem, was er nicht leistet. Wie aber soll ein Körper funktionieren, zu dem keine positive, geistig-emotionale Verbindung besteht?

Es gibt einige Möglichkeiten, den Kontakt zum eigenen Körper soweit zu verbessern, dass man zufrieden ist mit ihm und irgendwann auch wieder auf das Bauchgefühl hören und vertrauen kann. Hierfür eigenen sich beispielsweise Sportarten wie Ballett, Yoga, Pilates oder Kampfsportarten, die eine gute Körperkontrolle erfordern. Auch Akupunktur oder Hypnose können die Kinderwunschzeit angenehmer gestalten und das Körpergefühl verbessern. Autogenes Training ist eine weitere Möglichkeit, bewusst den eigenen Körper zu spüren und die dabei auftretende Entspannung zu genießen. Im Internet finden Sie Anbieter von Kursen in Ihrer Stadt und können eine anteilige Kostenübernahme bei Ihrer Krankenkasse beantragen.

Körperübung

Legen Sie sich bequem auf Ihr Sofa oder Bett. Fühlen Sie, wie Sie mit dem gesamten Körper eine angenehm weiche Auflagefläche bilden und beobachten Sie, ob Sie wirklich eine entspannte und unverkrampfte Liegeposition eingenommen haben. Falls Ihre Hände oder Füße kalt sein sollten, wärmen Sie sie bitte im Vorfeld mit einer Decke oder einer Wärmflasche.

Legen Sie nun eine oder beide Hände auf Ihren Bauch über Ihre Gebärmutter und spüren die sanfte Berührung Ihrer aufliegenden Handflächen. Ihre Hände strahlen eine angenehme Wärme in das innere Ihres Bauches und legen sich schützend über Ihre Gebärmutter.

Stellen Sie sich nun eine Knospe oder ein Samenkorn vor, das erst anschwillt und dann langsam aufplatzt. Spüren Sie, wie diese Wärme sich in Ihrem unteren Bauch wie ein helles Licht ausbreitet, sobald aus der Knospe langsam die Blütenblätter hervor kommen und sich eine wunderschöne Blume entfaltet. Beobachten Sie Ihre Blume und geben Sie ihr die Zeit, die sie braucht, um vollständig zu erblühen. Ihr Bauch ist ein hervorragendes Gewächshaus, bestens klimatisiert und gut geschützt. Genießen Sie bewusst die Entspannung bei dieser Vorstellung.

Sie können natürlich auch andere Bilder entstehen lassen und Ihrem Bauch immer wieder aufs Neue die Möglichkeit geben, die Wiege des Lebens zu sein.

5.7 Die Wahrnehmung unserer Umgebung

Unsere Körperwahrnehmung kann sich ebenso verändern, wie die Wahrnehmung unserer Umwelt. Möglicherweise fühlen Sie sich seit einiger Zeit fremd in vertrauter Umgebung und weniger zugehörig in alltäglichen Situationen. Auch Sie und Ihr Partner werden womöglich einen anderen Eindruck hinterlassen, sodass Freundinnen mit Kindern Sie jetzt ganz anders wahrnehmen. Ihre eigene Wahrnehmung kann dadurch eingeschränkt sein, dass sich Ihr gesamter Fokus zu einem Tunnelblick verengt, der ausschließlich auf das gerichtet ist, was Sie nicht haben.

Die einzelnen Etappen des Bewältigungsprozesses und die damit zusammenhängenden Erfahrungen haben häufig Auswirkungen auf das Verhalten Betroffener. Das kann dazu führen, dass das Paar von dem Freundeskreis und der Familie anders wahrgenommen wird als früher. Eine vorher lockere Kommunikation kann dadurch erschwert sein, dass das soziale Umfeld manche Themen scheut oder Betroffene zunehmend empfindlich auf bestimmte Situationen reagieren. Es kann auch passieren, dass sich befreundete Familien mit Kindern bewusst etwas zurückziehen, um das Wunschelternpaar nicht immer mit dem zu konfrontieren, was sie anscheinend nicht haben können.

Je offener der Umgang mit solchen Veränderungen erfolgt, desto weniger Missverständnisse und Kommunikationsschwierigkeiten treten auf. Versuchen Sie, „bei Sich" zu bleiben, ohne sich durch Ihre schwierige Lebenssituation von den Ihnen nahestehenden Personen zu entfernen.

An Ihrem sozialen Leben sollte sich durch den Kinderwunsch so wenig wie möglich ändern.

5.8 Meditation durch bewusstes Atmen

Wenn die Zukunft ungewiss scheint und wir unsere ursprünglichen Lebenspläne den Bach hinunter gehen sehen, dann kann eine innere Unruhe entstehen, die in einem Gefühl der Rastlosigkeit ihren Ausdruck findet. Diese Unruhe kann uns Tag und Nacht begleiten, was äußerst unangenehm und sozial einschränkend sein kann. In diesem Zustand leben wir nicht im Hier und Jetzt, sondern sind in unseren Ängsten gefangen.

Durch das bewusste Wahrnehmen des Augenblicks können wir sehr viel lernen. Wir nehmen die Signale des Körpers und des Geistes, jeden Schmerz und jede Freude viel aufmerksamer und intensiver wahr. Die Fokussierung auf unseren Atem hilft uns dabei, denn sie ist ein starker Verbündeter im Selbstheilungsprozess.

J. Kabat-Zinn, ein amerikanischer Arzt und Forscher, wurde als Begründer der Achtsamkeitsbewegung sehr bekannt. In seiner Forschungskarriere konzentrierte er sich auf die Geist/Körper-Interaktionen bei der Heilung und den klinischen Anwendungen des Achtsamkeitstrainings für Menschen mit chronischen Schmerzen und mit Stress verbundenen Störungen. Er definiert Achtsamkeit als einen Bewusstseinszustand, in dem wir unsere Aufmerksamkeit ganz bewusst auf all jene Dinge richten, über die wir gewöhnlich nie nachdenken.

> „So wie ohne Unterlass Geräusche an unser Ohr dringen, so hört auch die Atmung, solange wir leben, niemals auf. In jedem Augenblick des Jetzt befinden wir uns irgendwo innerhalb des Atemkreislaufs von Einatmung und Ausatmung und in den Pausen dazwischen. Dann überlassen wir uns, wenn wir im Sitzen oder Stehen, im Gehen oder beim Yoga Meditation üben, ganz den Empfindungen im ganzen Körper, die mit den Atembewegungen verbunden sind. Wenn wir nicht gerade keine Luft bekommen oder unter Wasser geraten sind oder an einer schweren Erkältung leiden, nehmen wir diese Empfindungen nur selten wahr oder kümmern uns um sie; die Atmung ist uns so selbstverständlich, dass wir ihre Wahrnehmung ausblenden. Wenn wir nun die Achtsamkeit des Atmens schulen, stimmen wir uns bewusst auf die Empfindungen der Atmung ein. Wir tun das mit einer solchen Leichtigkeit der Berührung, wir erlauben unserer Aufmerksamkeit, sich dem Atem so sanft anzunähern, als wollten wir uns einem in einer Waldlichtung auf einem Baumstumpf hockenden Tier annähern- mit derselben Behutsamkeit und demselben Interesse, voller Liebe und nicht wie ein Jäger. Wenn Sie sich auf diese Weise dem Atem nähern, wenn Sie Ihre Aufmerksamkeit darauf ausrichten und sie dann aufrecht erhalten, dann führt dies schließlich dazu, dass die Empfindung eines Beobachters, der den Atem beobachtet, sich in „nur Atmen" auflöst". (Quelle: Zur Besinnung kommen. J. Kabat-Zinn, 2006)

Atemübung

Sie sind herzlich eingeladen, diese kleine Atemübung auszuprobieren.

Atemübungen sind äußerst effektiv und leicht umsetzbar. Stress wirkt sich insofern negativ auf unseren Atem aus, als dass er kurz und flach wird und somit weniger Sauerstoff in unsere Lungen befördert. Konzentrationsstörungen, Verspannungen, Bluthochdruck, Kraftlosigkeit und Luftmangel können die Folge sein. Eine bewusste, tiefe Atmung kann stressbedingten Erkrankungen vorbeugen und uns in ein inneres Gleichgewicht bringen. Nicht nur beim Yoga sind Atemübungen eine gängige Praxis. Für ein gutes Gelingen solcher Atemübungen sind eine entspannte Atmosphäre, lockere Kleidung und eine bequeme Sitzposition entscheidend.

In der Kinderwunschzeit leiden viele Frauen an körperlichen Verspannungen und einem Beklemmungsgefühl in der Brust. Eine täglich durchgeführte entspannende Atemübung kann hier Erleichterung schaffen.

Setzen Sie sich anders herum auf einen Stuhl und legen Sie Ihre Arme auf die Stuhllehne. Lassen Sie Ihre Stirn locker auf die Unterarme sinken und spüren Sie den Kontakt der Füße auf dem Fußboden. Atmen Sie nun tief in den Brustkorb ein und halten dann die Luft einen Moment in Ihren Lungen fest. Atmen Sie dann ganz langsam durch die Lippenbremse wieder aus. Finden Sie Ihr eigenes Tempo und wiederholen dies für einige Atemzüge, bevor Sie sich wieder aufrichten.

Setzen Sie sich nun möglichst aufrecht in gewohnter Sitzposition richtig herum auf den Stuhl und versuchen nochmals, sich bewusst zu entspannen. Atmen Sie nun ganz tief in Ihren Bauch hinein, sehen Sie zu, wie er sich nach außen wölbt und halten Sie diesen Moment kurz fest. Dann atmen Sie ganz langsam wieder aus und beobachten, wie Ihre Bauchdecke sich wieder zurückzieht.

Erspüren Sie, wie viel Luft Sie durch Ihre eigene Atemkraft Ihrem zukünftigen Baby geben können. Wiederholen Sie auch diese Übung einige Male und machen Sie sich den Unterschied zwischen Brust- und Bauchatmung klar. Wiederholen Sie diese Übung ruhig täglich und profitieren von dem entspannenden Effekt.

5.9 Klinische Hypnose

Es gibt viele Möglichkeiten, Körper und Geist wieder in Einklang zu bringen. Neben den oben aufgeführten Atem- und Entspannungsübungen, anderen Meditationspraktiken und körperorientierten Sportarten (wie zum Beispiel Tanzen, Yoga, Qigong, Kampfkunst) kann auch mithilfe der klinischen Hypnose ein inneres Gleichgewicht wieder hergestellt werden. Vor allem unbewusste Blockaden, die zu einer gedanklichen Fixation oder zu festgefahrenen Denkmustern führen können, werden im Rahmen einer Hypnosebegleitung von den Patienten schneller erkannt und können daraufhin aufgelöst werden. Während der Hypnose wird ein Zustand der Tiefenentspannung induziert, in dem Veränderungs- und Heilungsprozesse sowohl auf körperlicher als auch auf seelischer Ebene gefördert werden können.

Einerseits kann dieser milde Trancezustand zu einer muskulären Entspannung führen, die den Energiefluss im Körper anregt und sich positiv auf die Durchblutung der Fortpflanzungsorgane auswirkt. Andererseits kann durch die Erfahrung in der Hypnose eine bessere innere Einsicht erlangt werden, die es Betroffenen ermöglicht, einen generell entspannten und lösungsorientierten Umgang mit ihrer schwierigen Lebenssituation zu finden. In der hypnotischen Trance wird die Aufmerksamkeit auf einen bestimmten Bereich der Wahrnehmung gelenkt und nach „innen" gerichtet.

Der Einsatz der Hypnose in der Medizin und in der Psychotherapie ist gesetzlich geregelt. Sie ist eine von den deutschen Krankenkassen anerkannte Leistung und wird als Ergänzung zu vielen herkömmlichen Methoden eingesetzt. Meist ist ein geringer Behandlungsumfang ausreichend. Vorab ermittelt der Therapeut mit dem Klienten seine Ziele, die in der weiteren Beratung verfolgt werden. Für eine gelingende Therapie ist der Aufbau einer vertrauensvollen Beziehung ebenso wichtig wie eine zuversichtliche, positive Einstellung des Klienten zu dem Behandlungsansatz.

Eine klinische Hypnose kann bei allen Formen des unerfüllten Kinderwunsches eine gute Begleitung sein. Die Studienlage ist zwar noch nicht so umfassend und aussagekräftig, dass wir von einem eindeutigen Nutzen sprechen können, aber Erfahrungen haben gezeigt, dass diese Behandlungsmethode viele positive Effekte auf den Körper und die Psyche zeigt. Eine Reduktion von körperlichem und emotionalem Stress, die Bearbeitung von Ängsten und mentalen Blockaden, eine Regulierung des Hormonhaushaltes und eine Verbesserung des Immunsystems sind einige Faktoren, die im Rahmen der Kinderwunschzeit genannt werden sollten.

> „Sie dürfen Ihrem Körper mehr zutrauen. Alle wichtigen Vorgänge in uns laufen vollkommen ohne unsere verstandesgemäße Unterstützung „von selbst" ab. Für eine therapeutische Hypnosebehandlung ist es daher vorab hilfreich, wenn Sie alle Ideen oder Vermutungen über Vorgänge und Wirkweisen im Körper loslassen können. Dann werden Sie sich in der hypnotischen Trance für neue lebensbejahende Gefühle, wie (Vor)Freude, Gelassenheit und Selbstvertrauen, leichter öffnen und die blockierenden alten Erfahrungsmuster haben keinen Platz mehr in Ihnen. Unser Körper „lauscht" auf unsere Gedanken und Gefühle ebenso wie das ungeborene Kind. Welche Vorbereitung und Einstimmung auf eine mögliche Schwangerschaft könnte besser sein?" (Zitat: Matheos Sarikas; Facharzt für Allgemeinmedizin mit Schwerpunkt Naturheilverfahren und Hypnose in Köln, 2019)

6

Die eigene Kraft entdecken

6.1 Wenn die Zeit stillsteht

Dieses Gefühl haben viele Frauen, während sie sich inmitten eines Gefühlschaos befinden. Möglicherweise kennen Sie dieses Gefühl ebenfalls. Das liegt nicht unbedingt nur an Ihrer Ungeduld und dem Gefühl, es gehe alles nicht schnell genug voran, sondern vielmehr an der Tatsache, dass der Kinderwunsch zum Lebensthema wurde.

Wir wachsen nicht nur als Kleinkinder in Rollenspielen mit dem Konzept *Familie* auf, sondern befassen uns auch danach auf der Suche nach einem geeigneten Beziehungspartner mit dieser Fragestellung. Der Wunsch, eine eigene Familie zu gründen, ist somit lange Zeit ein stiller Begleiter, lange bevor den Paaren bewusst wird, dass sie ein Problem haben. Spätestens ab dem Zeitpunkt der Gewissheit nach einer medizinischen Abklärung erfolgt eine intensive gedankliche Beschäftigung mit diesem Thema, die die subjektive Zeitempfindung mit einem Zeitlupen-Effekt belegt. Das Ziel rückt in eine unüberschaubare Ferne, und es beginnt ein Wettrennen gegen die Zeit. Die Vorfreude auf eine Schwangerschaft wird von der Angst, niemals schwanger zu werden, überschattet. Dieses „Nicht-Planen-Können" macht viele Paare verrückt.

Auch im Falle eines Schwangerschaftseintritts erscheinen die ersehnten neuneinhalb Monate um ein Vielfaches länger als bei Frauen, die im Handumdrehen auf natürlichem Wege ein Kind empfangen. Eine Schwangerschaft nach einer künstlichen Befruchtung, vor allem wenn es die Erste ist,

J. Kuehn, *(Un-)Erfüllter Kinderwunsch*,
https://doi.org/10.1007/978-3-662-59484-1_6

wird nicht nur intensiver erlebt, sondern dauert manchmal gefühlt ein halbes Jahrzehnt lang. Das Zeitgefühl wird erst wieder normal, wenn mit dem Moment der Entbindung ein gesundes Lebewesen in den Armen gehalten werden kann und Entspannung eintritt.

Wir neigen dazu, alles planen und kontrollieren zu wollen, weil es uns das Gefühl gibt, mehr Einfluss auf unser Leben zu haben. Eine Schwangerschaft hingegen ist nicht planbar. Die Prozesse in Ihrem Körper können Sie nicht beeinflussen. Es liegt nicht einmal im Ermessen der Medizin, welche Embryonen sich einnisten und welche nicht. Deshalb sollten wir nicht unser ganzes Leben nach dem nächsten Zyklus oder auch der nächsten Hormonbehandlung ausrichten. Wer Partyzusagen, eine Familienfeier, Urlaube und die berufliche Zukunft von der nächsten Hormonbehandlung abhängig macht, der verpasst nicht nur viel im Leben, sondern reduziert auch seine Lebensqualität drastisch. Ein gewisses Kontrollverhalten ist zwar durch die Angst vor Misserfolg nachvollziehbar, es bringt aber keinen Vorteil. Im Gegenteil haben die Paare, die normal weiter leben, die besten Chancen. Je mehr Sie sich auf das Planen und das Warten konzentrieren, desto länger wird Ihnen die Zeit vorkommen. Manchen Paaren hilft es, die *Leerlaufzeiten* mit Literaturrecherche oder dem Lesen von Ratgebern zu füllen. Auch die Teilnahme an einer Selbsthilfegruppe wird oftmals als entlastend erlebt. Je nachdem, was für ein Typ Sie sind, kann auch der Aufenthalt in Kinderwunschforen im Internet eine interessante Ablenkung darstellen. Sie sollten sich jedoch dessen bewusst sein, dass Sie dort in der Regel keine wissenschaftlich fundierten Aussagen lesen und die eingestellten Informationen und Erfahrungsberichte Sie nicht nur ermutigen, sondern auch frustrieren können.

Wir kennen den genauen Weg und den Zeitpunkt, an dem wir Eltern werden, nicht. Mit der richtigen Erwartungshaltung und Zuversicht, dass wir unser Ziel erreichen werden, stellen wir uns innerlich auf einen längeren Zeitraum ein und reduzieren damit unsere Ungeduld. Anstelle des *Wartens* tritt dann ein Gefühl der Vorfreude ein. Vorfreude auf das, was *uns erwartet.*

6.2 Der Umgang mit Stress

Stress entsteht durch unangenehme Vorstellungen und fehlendes Bewusstsein für den jeweiligen Moment. Unsere Lebensqualität hängt maßgeblich davon ab, wie sehr wir uns körperlich und psychisch gestresst fühlen. Der meiste Stress wird von den Gedanken in unserem Kopf verursacht. Ihre Kraft ist enorm groß, sowohl die der positiven als auch die der negativen Gedanken. Das spiegelt sich in unserem Gesichtsausdruck, unserer Haltung und unseren Reaktionen wider. Wir strahlen das aus, was wir denken, und beeinflussen so unser tägliches Wohlbefinden. In schwierigen Lebenssituationen, in denen wir durch Probleme und die Verkettung ungünstiger Ursachen stark belastet sind, fühlen sich schlechte Gedanken noch übermächtiger an als in den Zeiten, in denen wir widerstandsfähig und gelassen durchs Leben gehen.

Ungeachtet der Ursachen, die zu einer schlechten Grundstimmung führen, leidet manch einer extrem stark unter einem Schicksalsschlag, während ein anderer recht schnell zu seiner alten Form zurückfindet, indem er sich selbst gut zuredet und in die eigene Kraft vertraut. Wer eher dazu neigt, sich in ein Problem fest zu beißen, kann häufig vor lauter Grübeln keinen klaren Gedanken mehr fassen und verharrt in seiner scheinbar festgefahrenen Situation.

Je mehr Stress wir empfinden, desto aktiver müssen wir dem entgegenwirken! Das ist nicht einfach, da wir je gestresster wir sind, umso weniger *in uns selbst ruhen.* Das bedeutet, dass wir je angespannter und überforderter wir sind, uns umso handlungsunfähiger und hilfloser fühlen. Wenn der Kopf voll ist mit Ängsten und Sorgen, müssen wir erst einmal gedanklichen Platz schaffen, um wieder neue Perspektiven zulassen zu können. Damit wir unsere Stärken wieder zu nutzen lernen, ist es ratsam, aus diesem Kreislauf auszubrechen, um auf andere Gedanken zu kommen. Negative Überzeugungen, Zweifel und Ängste blockieren den Energiefluss im Körper und berauben uns der Sicht auf zukunftsorientierte Lösungsmöglichkeiten.

Vermehrtes Grübeln, eine anhaltende gedankliche Beschäftigung mit dem Kinderwunsch oder andere immer wiederkehrende belastende Gefühle reduzieren auch unsere kognitiven Fähigkeiten. Das kann so ausgeprägt sein, dass Sie sich nicht mehr selbst wiedererkennen oder sich in Ihrer eigenen Haut fremd fühlen. In dem Zusammenhang kann es auch geschehen, dass sie eine diffuse Angst verspüren, *verrückt* zu werden, weil Sie noch nicht den richtigen Umgang mit Ihrer Situation gefunden haben.

Der Kopf scheint nicht mehr zu funktionieren, und Sie sehen nur noch ein Ziel durch Ihre Scheuklappen. Ihre Gehirnfunktionen ist durch die immer wiederkehrenden Gedanken an den Kinderwunsch mit negativen Empfindungen und Assoziationen belegt. Ihr *Arbeitsspeicher* ist sozusagen voll, das Gehirn arbeitet aufgrund der Überlastung nur noch mit deutlich reduzierter Geschwindigkeit. Das kann in ausgeprägten Fällen dazu führen, dass Sie sich handlungsunfähig fühlen. Anhaltendes Grübeln und Gedankenkreisen verschlechtern dann zusätzlich Ihre Stimmung, führen zu körperlicher Erschöpfung, vermehrter Müdigkeit, Interessenlosigkeit und sozialem Rückzug.

Diesen Punkt sollten Sie unbedingt frühzeitig erkennen und dagegen angehen. Ohne eine professionelle Unterstützung kann sich daraus eine Depression entwickeln, die alle Ihre weiteren Pläne durchkreuzen kann.

Zwar können Sie viel im Vorfeld selbst tun, um einen besseren Umgang mit Ihren Gefühlen und Gedanken zu finden. Aber manchmal ist eine Situation so schwer ertragbar oder festgefahren, dass wir uns nicht selbst helfen können und psychologische Unterstützung annehmen sollten.

6.3 Männer wollen glückliche Frauen, dann erst Kinder

Unseren Männern wird in dieser schwierigen Zeit auch einiges abverlangt. Sie müssen immer wieder in verschiedene Rollen schlüpfen: Mal sind sie Mutmacher, Trostspender, mal Ratgeber, mal Ehemann und Erzeuger.

Das kann so manch einen Mann überfordern. Meist sind sie sehr zuversichtlich und unterstützen ihre Partnerinnen mit aufbauenden Worten. Das „Wir schaffen das schon!" fühlt sich für viele Männer aber nur so lange richtig an, bis sie die Verzweiflung ihrer Frau nicht mehr ertragen können. Ihre Geduld und Zuversicht wird ebenso auf die Probe gestellt wie ihr Optimismus.

Männer betrachten die Familienplanung im Gegensatz zu Frauen oft aus einem Versorgungsaspekt heraus. Sie wollen für ihre Frau und den Nachwuchs bestmöglich finanziell und emotional sorgen, mit einer glücklichen Partnerin leben und zufriedene Kinder aufwachsen sehen.

Wir Frauen sind bezüglich unseres Kinderwunsches von einem instinktiven Anreiz getrieben, unsere Männer eher von Aspekten, die viel weiter in der Zukunft liegen, wenn die Kinder schon auf der Welt sind. Für manche Frauen ist es schwer vorstellbar, dass einige Männer sich aus Liebe zu der Partnerin auf den Kinderwunsch einlassen. Aber Männern fällt die Vorstellung, kinderlos zu bleiben, meist nicht so schwer wie betroffenen Frauen. Ihnen fehlt vermutlich nicht nur der „mütterliche Urtrieb der Natur". Sie sind häufig erfolgreich beruflich eingebunden, freiheitsliebend und pragmatisch. So ist es nicht verwunderlich, dass manche Männer erst einmal den Kurs ändern. Abnehmende Sexualität oder Kalendersex, die Verzweiflung der Frau und gehäuft auftretende Partnerschaftskrisen lassen potenzielle Väter von ihrem Kinderwunsch Abstand nehmen. Für sie kann die situativ empfundene Hilflosigkeit so übermächtig werden, dass sie lieber ihre Pläne für ein Kind an den Nagel hängen, als gefühlt weiter gegen Windmühlen zu kämpfen. Das ist ein Stück weit ein natürlicher und nachvollziehbarer Vorgang.

Lassen Sie sich davon nicht beirren oder einschüchtern. In den meisten Fällen reagieren Männer so, wenn sie sich ohnmächtig und überfordert fühlen. Machen Sie Ihrem Partner klar, dass sie keine Problemlösung von ihm erwarten und sein Trost und seine Zärtlichkeit enorm wichtig für Sie sind. Wenn Sie es schaffen, ihm deutlich zu machen, dass Sie seine Unterstützung und seine Anstrengungen anerkennen und ihm zeigen, dass Sie sich mithilfe seiner Zuwendung und seinem Mitgefühl schnell selbst wieder psychisch stabilisieren, wird er bald darauf mit Ihnen zusammen an Ihrer Seite weiter kämpfen.

Viele Menschen scheuen Probleme oder Konfliktgespräche, da sie befürchten, die Situation damit noch weiter zu verkomplizieren. In diesem Prozess der immer wieder neuen Entscheidungs- und Meinungsfindung ist es sehr wichtig, dass alle empfundenen Gefühle ausgesprochen werden dürfen, auch wenn es für den jeweiligen Partner verletzend sein kann.

Nur wenn Sie sich beide mit Ihren Gedanken und Bedenken gehört und gegenseitig verstanden fühlen, können Sie wieder gemeinsam als Team für Ihr Ziel an den Start gehen.

6.4 Das Kinderwunschtagebuch

Sie werden diese Phase in Ihrem Leben nie ganz vergessen und Ihre Gefühle und Gedanken ebenso wenig. Aber die Zeit heilt bekanntlich Wunden.

Die meisten Menschen haben ihre Gefühle schon einmal in einer wütenden E-Mail oder einem emotionalen Brief zum Ausdruck gebracht, nachdem sie verlassen, verletzt oder einfach enttäuscht wurden. In der Regel befreit sich dadurch die Seele, sodass eine zügige Besserung des Befindens eintritt, selbst wenn der Brief nie abgesendet wurde.

Manchmal ist es ausreichend, seinen eigenen Gedanken zuzuhören und den Assoziationen Raum zu bieten, die sich beim freien Schreiben ergeben. Auf diese Weise verarbeiten wir eine Vielzahl emotionaler Erlebnisse. Wenn man das Aufgeschriebene später noch einmal liest, können darin erstaunliche Erkenntnisse entdeckt und verinnerlicht werden, die die persönliche Weiterentwicklung unterstützen. Indem wir über uns selbst nachdenken, entwickelt sich unser Selbstverständnis, und wir erkennen, warum wir uns gegebenenfalls in irgendeiner Art und Weise verändert haben. Wir beginnen auch, unsere Reaktionen besser zu verstehen.

Das Kinderwunschtagebuch ist nicht nur für diejenigen, die sich nicht so gut emotional öffnen können, eine wunderbare Bewältigungshilfe, sondern auch ein schönes Zeitdokument für alle Betroffenen auf ihrem persönlichen Weg. Hierin können Sie alles niederschreiben, was Sie in dieser Zeit bewegt.

Ihre Zukunftsvisionen und Ängste, Erinnerungen an Fortschritte und Rückschläge, genommene Hürden und hoffnungsvolle Stunden. Den Kampf mit und gegen Ihre Gefühle können Sie stichpunktartig oder sehr ausführlich dokumentieren. Ein mögliches Gefühlsdurcheinander nimmt dadurch eine konkrete Form an und wird für Sie besser verständlich und greifbar. Sie können sich alles von der Seele schreiben und den entlastenden Effekt selbst beobachten. Probieren Sie es doch selbst aus.

6.5 Glaubenssätze

In unserer Entwicklung werden wir von Kindheit an durch relevante Erlebnisse geprägt. Das bedeutet, dass in unserem Verstand durch immer wiederkehrende Muster auch aus frühen Entwicklungszeiten, Spuren entstehen. Das führt dazu, dass wir mit der Zeit auf eine bestimmte Weise denken, fühlen und handeln, den Konditionierungen unseres Verstandes entsprechend. Daraus resultiert dann auch unsere Grundeinstellung, ob wir ein eher optimistischer Mensch sind oder häufig negativ denken. Ob wir uns eher etwas zutrauen oder fest mit einem Misserfolg rechnen.

Auch die Entstehung unseres Selbstbildes beginnt in jungen Jahren und hat maßgeblich Einfluss darauf, wie wir uns fühlen und wie zuversichtlich wir uns im Leben bewegen und entwickeln.

Jeder Mensch trägt Glaubenssätze in sich, die sein Handeln beeinflussen. Damit sind Meinungen und Überzeugungen gemeint, die sich durch bestimmte Erlebnisse oder Erfahrungen im Laufe des Lebens gebildet haben. Manchmal sind es schlichtweg falsche oder unzweckmäßige Glaubens- und Lebenseinstellungen, die unsere persönliche Entwicklung erschweren und uns in unserer individuellen Entfaltung hindern können. Diese inneren Überzeugungen entscheiden häufig auch darüber, ob wir mit einem starken oder einem eher schwachen Selbstwertgefühl ausgestattet sind. Wenn wir uns unserer eigenen Glaubenssätze bewusst werden, dann erkennen wir unter anderem, warum wir gewisse Dinge im Leben meiden oder häufig in ähnlich ungünstige Situationen geraten.

Ein Beispiel: Wenn Sie der Überzeugung sind, dass Sie sich nicht gut ausdrücken können und leicht zu verunsichern sind, dann werden Sie sich vor einem dominanten Chef immer sprachlos und eingeschüchtert fühlen. Solche Annahmen sind häufig unbewusst, tief in uns verankert und verbergen sich hinter unangenehmen Gefühlen oder Gedanken. Je besser wir unsere eigenen Glaubenssätze kennen, desto einfacher können wir sie überprüfen und uns fragen, ob sie dazu beitragen, uns glücklich und zufrieden zu machen. So erkennen wir auch, ob manche Einstellungen für uns eher hinderlich sind.

Wenn wir etwas glauben, dann ist das nur eine *mögliche* Sichtweise, die nicht unbedingt der Wahrheit entsprechen muss. Wenn Sie zu der Überzeugung gekommen sind, dass Sie kein Kind gebären können, dann kann sich das zwar in dem Moment so anfühlen, objektiv betrachtet aber völlig unwahr sein. Solch ungünstige Überzeugungen reduzieren Ihre Erfolgswahrscheinlichkeit, unabhängig davon, ob Sie auf natürlichem Wege schwanger werden können oder medizinische Hilfe in Anspruch nehmen müssen.

Einige häufig vorkommende Glaubenssätze sind: *Ich habe immer Pech in der Liebe. Ich mache alles falsch. Ich werde nie eine gute Mutter sein. Ich ertrage das nicht. Ich bin mit meinem Schmerz alleine. Ich werde das nie schaffen.*

Solange Sie diese Überzeugungen in sich tragen, werden Sie sich auch so fühlen. Für jeden dieser Glaubenssätze gibt es eine oder mehrere Entstehungssituationen, einen Schlüsselmoment, in dem wir zu dieser Einschätzung gelangt sind. Wenn wir uns diese Denkmuster bewusst machen, kann uns das helfen, die aufgestellte Behauptung zu hinterfragen.

Glaubenssätze geben uns einerseits Sicherheit und schützen uns vor weiteren Enttäuschungen. Andererseits tragen sie einen großen Teil dazu bei, dass wir immer wieder Schmerzen und Enttäuschungen erleben. Denn durch eine negative Erwartungshaltung ziehen wir oft genau solche Situationen an, in denen wir uns in unserem Glaubenssatz bestätigt sehen.

Das liegt daran, dass unser Verstand durch die Erfahrungen in der Vergangenheit konditioniert wurde und daraufhin versucht, immer wieder auf das zurückzugreifen, was er kennt, auch wenn es nicht förderlich oder nicht zweckmäßig für uns ist. Der Mensch wird als Gewohnheitstier bezeichnet, eben weil sich *das Bekannte* für den Verstand vertraut anfühlt und besser kontrollierbar erscheint als *das Unbekannte.*

Bezüglich eines Kinderwunsches wirken diese unangemessenen Überzeugungen blockierend auf unsere Psyche. Sie rauben unsere kostbare psychische und körperliche Kraft, ohne irgendeinen Nutzen zu bringen.

Falls es Ihnen schwer fällt, Ihre Glaubenssätze bezüglich Ihres Kinderwunsches zu finden, dann schauen Sie bitte nochmals in Ihre Angsthierarchie. Die dort aufgeführten Bedenken sind häufig viel stärker und irrationaler als ganz banale „Alltagsängste". Das kann ein Anzeichen dafür sein, dass sie schon zu einem negativen Glaubenssatz von Ihnen geworden sind.

Meine Glaubenssätze

1.

____

____

____

2.

____

____

____

3.

____

____

____

Die Bewusstmachung dieser Glaubenssätze hilft Ihnen zu erkennen, warum es Ihnen möglicherweise schlecht geht. Ein guter Gedanke hingegen lässt Ihr Herz freudig schneller schlagen und verleiht Ihrer Seele Flügel.

In unserer persönlichen Entwicklung profitieren wir von kraftvollen, positiv formulierten Annahmen am meisten. Sie helfen uns, gute Zukunftsbilder zu erschaffen und uns auf die kommende Mutterschaft emotional einzustellen.

Wir brauchen nicht nur positive Glaubenssätze, sondern manchmal sogar eine richtige „Kampfansage", einen persönlichen „Leitsatz", je nachdem wie lange wir schon für unser Ziel kämpfen. Versuchen Sie eine Formulierung zu finden, die möglichst präzise Ihre Gefühlswelt beschreibt und für Sie passend ist.

Beispiele:

„Ich habe schon so viel für mein Kind gegeben, ich werde weiter nach ihm suchen!"

„Ich werde ein Kind haben, weil ich mich für viele Möglichkeiten geöffnet habe!"

„Wir werden es schaffen, gemeinsam sind wir stark!"

„Ich werde mich nicht mehr zurückziehen, denn mein Kinderwunsch ist keine Schande, sondern mein Schicksal!"

„Ein offener Umgang mit meinen Gefühlen wird mich meinem Ziel näher bringen!"

Meine zwei Leitsätze

1.

____

____

2.

____

____

7 Plan B

7.1 Machen wir noch eine Behandlung?

Sie können immer nur Schritt für Schritt entscheiden, wie es weiter geht, da Sie nicht wissen, wie Sie sich nach der jeweiligen Behandlung fühlen. Wenn aber erst einmal ein Strategieplan erstellt wurde, geht es meist entspannter weiter, da man als Paar ein konkretes Ziel verfolgt. Das Ziel kann sich schnell wieder ändern, entscheidend ist, dass man die Richtung kennt, in die man sich bewegen möchte und die nächsten, erforderlichen Schritte gemeinsam geht. Untätig zuzusehen, wie die schlechte Stimmung sich einquartiert, Rückzugsgedanken lauter werden und Hoffnungslosigkeit entsteht, ist wohl der ungünstigste Weg. Jede erfolgreich gemeisterte Krise wird Sie als Paar jedoch wieder enger zusammen bringen.

Die Entscheidung, wie es weiter geht, sollte auf einer Grundlage getroffen werden, die das Alter der Patientin, die Ergebnisse der Laboruntersuchungen und sowohl die Anzahl, als auch die Verträglichkeit bisheriger Versuche berücksichtigt. Je mehr erfolglose Versuche hinter Ihnen liegen, desto unwahrscheinlicher wird eine Schwangerschaft für Sie, aber eben nicht unmöglich. Vor allem die Belastbarkeit eines jeden Menschen ist individuell unterschiedlich. Es bringt nichts, etwas erzwingen zu wollen, wofür man innerlich nicht bereit ist oder sich vom Partner überredet fühlt.

Manche Paare reihen einen künstlichen Befruchtungsversuch an den nächsten und überschlagen sich gedanklich buchstäblich in ihren weiteren Planungen. Andere wünschen sich dringend eine Pause, wollen wieder

J. Kuehn, *(Un-)Erfüllter Kinderwunsch*,
https://doi.org/10.1007/978-3-662-59484-1_7

Normalität im Alltag verspüren, das Erlebte verarbeiten, Abstand gewinnen oder eine andere Alternative der Familienplanung betrachten.

Die Entscheidung, die Behandlung zu beenden, kann auch daraus resultieren, dass Paare müde sind von den Strapazen, nicht mehr im *Ausnahmezustand* leben wollen und die Beziehungsqualität stark darunter gelitten hat.

Im Folgenden finden Sie einige Fragen und Anregungen, die Ihnen helfen können, Ihre Situation besser zu ertragen und zukunftsorientiert zu denken:

Falls Sie versuchen, auf natürlichem Wege schwanger zu werden, beginnen Sie mit der ersten Frage. In allen anderen Fällen überspringen Sie diese bitte. Widmen Sie sich den Fragen, die für Ihre aktuelle Situation relevant sind. Versuchen Sie, Ihre Antwort schriftlich zu formulieren. Das verhilft Ihnen nicht nur zu mehr Klarheit, sondern fördert ihre Meinungsbildung und gibt Ihnen zu einem späteren Zeitpunkt Zugriff auf Ihre wertvollen Gedanken.

Während der Kinderwunschzeit durchlaufen Sie eine emotionale Entwicklung, die wesentlichen Einfluss auf Ihre Entscheidungsfindung hat.

Wie lange möchte ich es auf natürlichem Wege versuchen?

Fühle ich mich in dem Kinderwunschzentrum gut aufgehoben?

Bin ich stabil genug für eine (weitere) Behandlung oder sollte ich erst etwas für mein Wohlbefinden und meine psychische Ausgeglichenheit unternehmen?

Sofern ich mir eine (weitere)Behandlung zutraue, gibt es für mich eine persönliche Grenze, die ich nicht überschreiten möchte?

____

____

____

____

Wie denkt mein Partner über die jetzige Situation?

____

____

____

____

Welche Alternativen, den Kinderwunsch zu realisieren, kann ich mir vorstellen?

____

____

____

7.2 Wie geht es weiter?

Liebe Leserinnen und Leser, ich möchte Sie an dieser Stelle nochmals ermutigen, nicht nur EINE Option für sich in Betracht zu ziehen. Es schränkt Ihre Möglichkeiten ein und kann Sie unglücklich machen, da Sie sich dann irgendwann vielleicht in einer Sackgasse befinden. Wenn für Sie der einzig glücklich machende Weg zu sein scheint, ein leibliches Kind zu bekommen, dann haben Sie möglicherweise nach der sechsten künstlichen Befruchtung ein ernstes Problem. Oder wenn Sie eine Spritzenphobie haben, dann werden Sie reproduktionsmedizinische Maßnahmen womöglich gänzlich ausschließen. Es sei denn, Sie machen eine begleitende Konfrontationstherapie und versuchen, Ihre Ängste loszuwerden.

Wenn Sie sich hingegen offen zeigen, auch andere Wege in Betracht zu ziehen, sind Sie automatisch voller Hoffnung und haben eine viel bessere Chance, Ihr Ziel zu erreichen. Welcher Weg auch immer für Sie passend erscheint, Sie haben meist einen viel größeren Handlungsspielraum als Sie ahnen.

7.3 Samenspende

Samenspenden sind in Deutschland erlaubt, Eizellspenden und Leihmutterschaft aufgrund des Embryonenschutzgesetzes hingegen gänzlich verboten.

Wenn die Zeugungsschwierigkeit mit einer stark eingeschränkten Spermienqualität begründet wird und Sie keine oder keine weitere Eizellentnahme durchführen lassen wollen, dann ist die Samenspende eine schmerzlose Alternative. Natürlich ist es für den Partner oftmals eine Überwindung, dieser Möglichkeit zuzustimmen, da er nicht der leibliche Vater des Kindes sein wird, sondern nur der *soziale* Vater. Betrachtet man das zukünftige Familiensystem, so ist die Position des sozialen Vaters die Schwächste, da es keine genetische Verbindung zu dem Kind gibt. Hinzu kommen mögliche Unzulänglichkeitsgefühle, die Sorge, das Kind nicht gleichermaßen annehmen zu können, und andererseits die Angst, von dem Kind nicht mehr im selben Maße akzeptiert zu werden, wenn es aufgeklärt wurde. Allein durch diese Tatsache können sich schon im Vorfeld viele Konflikte ergeben. Wenn die Insemination zu einer Schwangerschaft geführt hat und ein Kind heranwächst, dann wird es immer ein leichtes Ungleichgewicht zwischen den Lebenspartnern geben, da nur die Mutter ihr Erbgut weitergegeben hat. In vielen Fällen können Männer diese Thematik jedoch mit innerer Großzügigkeit und etwas Selbstlosigkeit gut meistern, sodass keinerlei Konkurrenzdenken oder Minderwertigkeitsgefühle aufkommen. Das wird aber nur der Fall sein, wenn der Wunschvater zuvor den unerfüllten leiblichen Kinderwunsch angemessen betrauert hat, die Unfruchtbarkeit in sein Selbstbild integriert hat, ohne sich in seiner männlichen Identität geschwächt zu fühlen, und einen selbstbewussten Umgang damit gefunden hat.

In Deutschland gibt es etliche zertifizierte Zentren, die Samenspenden anbieten und dies auch unkompliziert und kostengünstig durchführen. Die Krankenkasse übernimmt die Kosten in einem gewissen Umfang. Wenn jedoch bereits andere bezuschusste reproduktionsmedizinische Maßnahmen erfolgt sind, so trägt das Paar letztendlich die Kosten selbst. Abhängig davon, ob eine Hormonbehandlung erforderlich ist, belaufen sich diese auf 200–1000 EUR pro Zyklus. Allerdings kann diese Prozedur aufgrund einer Erfolgswahrscheinlichkeit von ungefähr 10–15 % in einigen Fällen bis zu zehn Versuche in Anspruch nehmen. Darüber hinaus macht dieses Vorgehen sicherlich nicht allzu viel Sinn.

In Deutschland sprechen wir über eine anonyme Spende, da das Wunschelternpaar den Spender in der Regel nicht kennenlernt. Auch der Spender erhält keine Informationen über die Identität oder die Anzahl der mithilfe seiner Spende erzeugten Kinder.

Einige grundlegende Bedingungen werden durch das Samenspenderegistergesetz festgelegt. Eine noch offene Regelung betrifft genau diese Frage nach der Begrenzung der Anzahl der von einem Spender gezeugten Kinder. Bei meinen Recherchen wurde zwar von unterschiedlichen Zentren behauptet, dass sie eine Anzahl von 20–30 Kindern pro Spender nicht überschreiten wollen, aber eine klare Vorschrift oder gar eine Kontrollinstanz gibt es diesbezüglich bisher nicht. So kann es theoretisch und praktisch in einigen Fällen vorkommen, dass ein Spenderkind über zwanzig Halbgeschwister hat.

Ein Samenspender kann rechtlich nicht mehr als Vater festgestellt werden und hat kein Anrecht auf Kontakt zu dem Kind. Die Art der Zeugung ist lediglich aus den Behandlungsunterlagen ersichtlich und weder in der Geburtsurkunde, noch in anderen Dokumenten notiert. Deshalb verschweigen manche Eltern ihren Kindern die Abstammung von einem Samenspender. Da die Anonymitätsvereinbarung jedoch die Grundrechte des Kindes verletzt und das Wissen über die eigene genetische Abstammung für eine gute Persönlichkeitsentwicklung wichtig ist, haben Spenderkinder seit Anfang Juli 2018 einen Auskunftsanspruch gegenüber dem Samenspenderregister bei dem Deutschen Institut für medizinische Dokumentation und Information. Diesen Anspruch können sie bei Interesse selbst geltend machen, sofern sie das 16. Lebensjahr erreicht haben. Vor diesem Zeitpunkt können die Eltern als gesetzliche Vertreter eine Auskunft einfordern. Alle Daten bezüglich der Spende und der Spendersamenübertragung müssen für 110 Jahre archiviert werden.

Für lesbische Paare war die Samenspende immer schon eine hoffnungsvolle Möglichkeit, ihre Familienplanung in die Tat umzusetzen. Viele Samenbanken weisen diesen Wunsch zurück, da die Empfehlungen der Bundesärztekammer derzeit noch vorsehen, dass Samenspenden nur an Paare vermittelt werden sollen, bei denen der Partner der Frau die Vaterschaft anerkennen wird und die Beziehung ausreichend stabil scheint. Samenbanken im Ausland gehen mit dieser Fragestellung weitaus liberaler um, lassen sich das aber auch gut bezahlen. Somit hat sich ein großer Grauer Markt in dieser Szene gebildet, der es homosexuellen Paaren ermöglicht, in sämtlichen Konstellationen, über eine Becherspende oder direkten körperlichen Kontakt, Kinder zu zeugen. Im Internet gibt es zunehmend mehr Portale, die willige Spendermänner nach Postleitzahl aufführen und an lesbische Paare oder alleinstehende Frauen vermitteln. Die Spender präsentieren sich von ihrer besten Seite, stellen ihre äußerlichen Merkmale in das Internet und lassen Ihnen die Wahl, ob Sie die Bechermethode bevorzugen oder „nur natürlich" befruchtet werden wollen. Es wird mit aktuellen medizinischen Attesten und mit absoluter körperlicher Fitness geworben. Ein Kontakt zum Kind wird in den meisten Fällen nicht gewünscht und die Unterhaltsfrage klar beantwortet, oder diesbezüglich sogar ein notarieller Vertrag erstellt. Das ganze Vorgehen läuft auf einer Vertrauensbasis. So abwegig es für Sie klingen mag, es gibt eine Menge Kinder, die auf diesem Weg entstehen.

Falls das für Sie von Interesse ist, informieren Sie sich bitte vorab umfassend über die rechtlichen Grauzonen, Ihr Infektionsrisiko und Ihre Rechte und Pflichten.

7.4 Eizellspende

In Deutschland wird nicht nur die Durchführung einer Eizellspende bestraft, sondern auch die Beratung diesbezüglich. Aus diesem Grund möchte ich vorab klarstellen, dass sämtliche Ausführungen zu diesem Thema meine persönliche Einstellung wiedergeben, eine allgemeine medizinische Aufklärung betreffen und nicht den Sinn einer individuellen Beratung erfüllen. Dennoch erscheint es mir wichtig, darüber zu sprechen, da drei bis fünf Prozent aller Frauen mit Fruchtbarkeitsschwierigkeiten keine funktionsfähigen Eizellen haben. Damit scheidet die IVF/ICSI Behandlung für sie von vornherein aus. Auch nach mehreren erfolglosen künstlichen Befruchtungsversuchen, einer geringen Eizellreserve oder einer nicht zumutbaren Belastung durch weitere Hormonbehandlungen ist eine Eizellspende durchführbar. Es gibt auch Familien, in denen sich Erbkrankheiten über verschiedene Generationen häufen oder ein Gendefekt erst bekannt wird, wenn das Paar ein erkranktes Kind zur Welt gebracht hat. Wenn es klar ist, dass mit den eigenen Eizellen genetisch übertragbare Krankheiten auf das Kind vererbt würden, dann stellt der Empfang einer Spendereizelle eine Möglichkeit dar, ein gesundes Kind zur Welt zu bringen. Dieses Verfahren hat vor allem für Frauen über 40 Jahre die höchsten Erfolgsraten.

Während eine Samenspende bei unzureichender Samenqualität des Mannes in Deutschland zulässig ist, gehen Frauen aufgrund des Embryonenschutzgesetzes leer aus. Dieses verbietet in Deutschland, der Schweiz, Italien und einigen anderen europäischen Ländern sowohl die Eizellspende als auch die Leihmutterschaft. Der Bundestag verabschiedete dieses Gesetz unter anderem deshalb, weil aufgrund der doppelten Mutterschaft eine potenzielle Gefahr für die Identität des werdenden Kindes bestehe. In Anbetracht der Tatsache, dass Adoptiv- und Pflegekinder während ihrer Kindheit häufig sogar von mehr als zwei Müttern großgezogen werden, scheint dieses Argument politischen Ursprungs zu sein. Andererseits soll es eine missbräuchliche, fremdnützige Verwendung von menschlichen Embryonen beispielsweise zu Forschungszwecken verhindern. Seit Jahren kämpfen Mediziner für ein *Fortpflanzungsmedizingesetz,* das in der nächsten Legislaturperiode diese Benachteiligung betroffener Paare aufheben soll.

Im sogenannten Ostblock und in Südeuropa werben mittlerweile einige Zentren mit ihrem langjährigen Erfahrungsschatz, einem hohen medizinischen Arbeitsniveau und erstaunlichen Erfolgsraten. Auch die Kosten halten sich im Rahmen, wenn man bedenkt, dass dort andere Frauen durch die Hormonstimulation und Eizellentnahme ihre Gesundheit riskieren. Die Eizellen der Spenderin werden ebenfalls mittels IVF oder ICSI mit dem Sperma des Wunschvaters befruchtet. Der Kostenaufwand liegt zur Zeit zwischen 5000 und 10.000 EUR pro *Behandlungspaket* und ist damit teilweise geringer als bei einer einzigen ICSI – Behandlung in Deutschland.

In den meisten Ländern ist die Spende anonym, was beinhaltet, dass auch die zukünftigen Eltern die Spenderin nicht selbst aussuchen dürfen. Die Auswahl erfolgt anhand von äußeren Aspekten der Empfängerin und den Blutgruppeneigenschaften. Die Spenderinnen werden im Hinblick auf vererbbare Erkrankungen, übertragbare Infektionen und die psychische Belastbarkeit umfassend untersucht. Ist eine geeignete Spenderin gefunden, so unterzieht sie sich der fast zweiwöchigen Hormonstimulation, damit eine ausreichend große Anzahl an Eizellen heranreift. Zeitgleich erfolgt die Synchronisierung des Zyklus der Empfängerin in ihrem Heimatland. Eine hormonelle Unterstützung in Form von Tabletten, Hormonpflaster oder Vaginalapplikatoren, bereitet den Körper der Empfängerin auf die Schwangerschaft vor. Zum Zeitpunkt der Eizellentnahme sollte dann zumindest der zukünftige Vater für die anstehende Befruchtung vor Ort sein, um seine Samenflüssigkeit abzugeben, sofern diese nicht vorab dort kryokonserviert wurde. Drei bis fünf Tage später können die befruchteten Embryonen aus dem Inkubator genommen und bei der Wunschmutter eingesetzt werden.

Je nach Zentrum besteht das Angebot eine Präimplantationsdiagnostik durchführen zu lassen, die allerdings mit 2000–3000 EUR noch recht teuer erscheint. In Deutschland ist dieses Verfahren nur in ganz geringem Umfang zugelassen, da zu viele ethische Aspekte dagegen sprechen und ein Missbrauch zu Forschungszwecken verhindert werden soll. Im europäischen Ausland hingegen können mit dieser Diagnostik die werdenden Kinder zuvor auf etwaige genetische Erkrankungen getestet werden.

Vor allem die Paare bei denen der Eizellvorrat der Frau zur Neige geht oder eine schlechte Qualität der Eizellen vorliegt, es aber noch eine realistische Chance auf eine sich einstellende Schwangerschaft gibt, scheinen sich zunehmend für die Eizellspende zu interessieren. Durch die Spendereizelle erhöht sich die Schwangerschaftswahrscheinlichkeit um ein Vielfaches. Das liegt darin begründet, dass es meist Eizellen von jungen, gesunden Frauen sind. Außerdem muss Empfängerin ihren Körper nicht mehr mit hohen Hormongaben und Narkosen belasten. Wurden die Embryonen auf Wunsch genetisch getestet, so werden nur gesunde, unbelastete Zellen wieder eingesetzt. Das reduziert häufig die Anzahl an Fehlversuchen und bringt eine emotionale Entlastung in den sorgenvollen ersten Wochen einer Schwangerschaft mit sich. Dadurch, dass sich das Baby von Anfang an im Körper der zukünftigen Mutter entwickelt, wird eine tiefe emotionale Verbindung aufgebaut, sodass die Annahme des Kindes nach der Geburt den Müttern in der Regel nicht schwer fällt. Mit der Eizellspende haben Paare außerhalb von Deutschland heutzutage eine Möglichkeit Eltern zu werden, die vor 20 Jahren noch völlig unvorstellbar war.

Ob man wie Annegret Raunigk mit 66 Jahren noch schwanger werden sollte oder aber ein paar wichtige biologische Fakten als Altersgrenze für eine Schwangerschaft akzeptiert, bleibt letztendlich jedem selbst überlassen. Gott gab uns den Verstand, damit wir ihn dann auch im richtigen Moment einsetzen.

7.5 Präimplantationsdiagnostik (PID)

Das Embryonenschutzgesetz bestimmt in Deutschland die Richtlinien für die reproduktionsmedizinischen Maßnahmen und die Präimplantationsdiagnostik. Aufgrund dieses Gesetzes war bis 2010 jegliche Präimplantationsdiagnostik (PID) in Deutschland verboten. Diese Art der Diagnostik ist ethisch und politisch umstritten, da sie auch die Auswahl des Geschlechts und vererbbarer Eigenschaften ermöglicht, was grundlegende Fragen bezüglich des Wertes des sich entwickelnden Lebens aufwirft.

Im Juli 2011 erklärte der Bundestag die Diagnostik an zertifizierten Zentren für zulässig, wenn aufgrund der genetischen Veranlagung der Eltern eine schwerwiegende Erbkrankheit beim Kind oder eine Tot- oder Fehlgeburt zu befürchten ist. Vor der Durchführung dieser genetischen Untersuchung sind eine ausführliche medizinische und psychosoziale Beratung, sowie die Zustimmung der Ethikkommission erforderlich. Die Zahl der Paare für die eine solche Diagnostik in den letzten Jahren in Deutschland genehmigt wurde, ist verschwindend gering.

Als Präimplantationsdiagnostik wird im Allgemeinen die genetische Untersuchung eines außerhalb des Körpers erzeugten Embryos vor dessen Rückgabe in die Gebärmutter der Frau bezeichnet. Üblicherweise werden dabei dem Embryo drei Tage nach der Befruchtung, wenn er aus sechs bis zehn Zellen besteht, eine oder zwei Zellen entnommen und auf bestimmte mütterliche und väterliche Gendefekte hin untersucht. Es wird auch das Vorliegen überzähliger Chromosomensätze oder das Fehlen einzelner Chromosomen überprüft. Die PID stellt ein schwierig durchzuführendes Verfahren dar, nicht zuletzt deshalb, weil gewöhnlich höchstens zwei Zellen für den Test zur Verfügung stehen und das Verfahren nicht wiederholt werden kann. Das Risiko einer Fehldiagnose ist mit 5–10 % auch noch recht hoch, weshalb der jeweilige Nutzen kritisch betrachtet werden sollte. Zur Überprüfung des Ergebnisses wird allen betroffenen Paaren empfohlen, während der Schwangerschaft zusätzlich eine vorgeburtliche Diagnostik durchzuführen. Die Wahrscheinlichkeit chromosomaler Auffälligkeiten steigt von 10 % im 35. Lebensjahr auf bis zu 80 % bei über vierzig jährigen Frauen an.

So wird heute vor allem im Ausland die PID nicht nur zum Nachweis von etwa 200 Erbkrankheiten genutzt, sondern darüber hinaus auch zu dem Zweck, die Erfolgsrate der künstlichen Befruchtung zu erhöhen. Da eine häufige Ursache von Fehlgeburten im ersten Drittel der Schwangerschaft genetische Abnormitäten sind, kann die Fehlgeburtsrate durch die Auswahl geeigneter Embryonen reduziert werden.

In Tschechien zum Beispiel, ist diese Diagnostik in weitaus größerem Umfang zugelassen, sodass auch gesunde Paare, die mehrere gescheiterte Befruchtungsversuche hinter sich haben, von einem Präimplantationsscreening profitieren können.

Ein eindeutiger Nutzen oder eine relevante Verbesserung der Schwangerschaftsraten konnte jedoch noch nicht in Studien belegt werden.

7.6 Behandlung im Ausland

Eine Behandlung im Ausland stellt für viele Paare aus finanziellen Gründen oder auch aufgrund der erweiterten diagnostischen Möglichkeiten eine Alternative dar. Diesbezüglich können Sie sich sich an einen Reproduktionsmediziner wenden, der mit einer Klinik im Ausland kooperiert. Die Reise dorthin können Sie auch gut selbst organisieren, da die Reisewege durch günstige Fluganbieter und die Terminabsprachen durch ausführliche Informationsangebote im Internet keine Hürden mehr darstellen. Die jeweiligen Webseiten der Kinderwunschkliniken sind häufig in die deutsche Sprache übersetzt und informieren Sie über alle erforderlichen Schritte. Meist gibt es sogar deutschsprachige Ansprechpartner vor Ort. Das wurde uns erst im Nachhinein bewusst, weshalb ich kurz eine Situation exemplarisch schildern möchte, in die Sie nicht geraten sollten.

Nach mehreren gescheiterten ICSI-Versuchen wollten wir uns auch über andere Behandlungsalternativen, wie zum Beispiel die Durchführung einer Präimplantationsdiagnostik, im Ausland aufklären lassen. Obwohl wir keine genetisch übertragbaren Erkrankungen zu befürchten hatten, so wurde in unterschiedlichen Quellen immer wieder damit geworben, dass diese Art der Diagnostik die Auswahl gesunder, entwicklungsfähiger Embryonen ermöglicht und somit die Schwangerschaftswahrscheinlichkeit erhöhen kann.

Diesbezüglich kontaktierten wir die Sekretärin eines bekannten Reproduktionsmediziners, der sich auf diesem Gebiet durch die Mitarbeit in diversen Gremien schon einen Namen gemacht hatte. Schon am Telefon wurde ich von der Sekretärin durch die Blume gefragt, ob ich denn wüsste, wie so ein Beratungsgespräch abgerechnet würde. Ich habe dann geantwortet, dass ich mir vorstellen kann, dass es etwas mehr Geld kostet als ein gewöhnliches Gespräch beim Arzt. Daraufhin wurde mir geantwortet, dass man darüber ja eigentlich gar nicht reden darf, aber unter Ärzten sicherlich eine gute Lösung zu finden sei. (Mein Mann ist privat versichert, was im Prinzip eine ganz normale Beratungsziffer nach GOÄ (Gebührenordnung für Ärzte) gerechtfertigt hätte.) Wir beließen es aber erst einmal dabei und stellten uns ein paar Wochen später zu dem vereinbarten Termin abends in der Praxis vor.

In einem etwas aufgesetzt wirkenden, mit Smalltalk-Elementen durchzogenen Gespräch erfuhren wir die Vorteile der Klinik, mit der der Reproduktionsmediziner kooperiert, warum er uns diese Klinik empfiehlt, und wie seine exklusive Vermittlung dahin aussehen würde. Seine Patientinnen würden die besten OP-Zeiten, die besten Zimmer und dortige Chefarztbehandlung erhalten. Auf die Nachfrage, wie die Präimplantationsdiagnostik ablaufe, bekamen wir vor allem die Antwort, dass dort die besten Biologen tätig seien, die ihr Handwerk perfekt beherrschen, da er sie quasi mit ausgesucht habe. Im Endeffekt erhielten wir keine zusätzlichen Informationen, im Vergleich zu anderen Informationsangeboten im Internet. So weit so gut.

Nach 45 min betrat die Sekretärin unter Vorgabe eines nichtigen Grundes das Zimmer, stellte sich an die Tür, wo sie für die nächsten fünf Minuten – als Druckmittel oder Zeugin – stehen blieb. Als der Arzt das Gespräch für beendet betrachtete, fragte er uns anschließend, ob wir denn über die Kosten aufgeklärt worden seien. Darauf antworteten wir mit einem schielenden Blick zu der Sekretärin: „Nicht so richtig!" Er fragte mich, was ich in einer Kassenarztpraxis in der Regel für einen Beratungssatz ansetzen könne. Ich antwortete ihm, dass der Rechnungsbetrag bei einem Privatpatienten für diese Leistung bei ungefähr hundert Euro liege. Er meinte dazu nur, dass ich mir als Kollegin ja wohl vorstellen könne, dass er bei so einem Thema keinen normalen Beratungssatz nehme. Das sei ja wohl selbstverständlich!

Selbstverständlich ist das zwar nicht, aber wir hatten schon damit gerechnet, dass er deutlich mehr Geld berechnen würde. Als wir dann zu hören bekamen: „Ich bekomme von Ihnen jetzt 400 EUR schwarz, oder 800 EUR auf Rechnung", waren wir erst einmal sprachlos. Mein Mann behielt zwar seine Contenance, kochte aber innerlich. Wären wir nicht so überrumpelt und irritiert gewesen, so hätten wir nach der Rechnung verlangt, die womöglich in der Höhe niemals geschickt worden wäre. So ging mein Mann um 20 Uhr abends zum nächsten Geldautomaten und wir hatten noch für mehrere Tage Gesprächsstoff, der für eine lange Diskussion und viel Missstimmung zwischen uns sorgte. Letztendlich kam dann wieder alles anders, als gedacht, sodass wir zu diesem Arzt glücklicherweise nie mehr gehen werden.

Im Nachhinein wurde mir erst klar, dass es wenig Anlass gab, das Gespräch im Vorfeld so aufzubauschen, womöglich mit dem Ziel, dem ratsuchenden Paar zu vermitteln, es tue etwas Verbotenes. In Deutschland werden diese Behandlungsmöglichkeiten zwar nicht angeboten, aber es findet ein Umdenken in der Gesellschaft statt, und auch das Tabuthema der Eizellspende wird aktuell politisch heiß diskutiert. TV-Magazine wie beispielsweise Spiegel-TV berichten zunehmend über die erweiterten diagnostischen Möglichkeiten im Ausland und alternative Hilfsangebote für betroffene Kinderwunschpaare.

Alle Behandlungen, die im Ausland zugelassen sind, können Sie selbst in Anspruch nehmen. Für einige Eingriffe ist keine ärztlich überwachte hormonelle Stimulation oder Operation erforderlich, sodass Sie dies problemlos mit der zuständigen Klinik besprechen können. Wenn Sie hingegen eine Kinderwunschbehandlung wie eine IVF oder ICSI im Ausland durchführen lassen wollen, dann ist es sinnvoll, die Hormonstimulation und damit auch den Zeitpunkt der Eizellentnahme von Ihrem Reproduktionsmediziner koordinieren zu lassen, da es Ihnen lästige Zusatzflüge ins Ausland erspart. Die Krankenkassen übernehmen in der Regel auch die im Ausland oftmals günstigeren Behandlungskosten, sofern Sie das zugesagte Leistungsspektrum Ihrer Krankenkasse nicht überschreiten. Ob Sie dann vor Ort eine erweiterte genetische Testung durchführen lassen möchten, bleibt ganz allein Ihre Entscheidung. Behandlungen, die im Ausland zugelassen sind, sind für Sie nicht strafbar. Auch der Empfang einer fremden Eizelle ist laut des Embryonenschutzgesetzes für die Empfängerin nicht mit einer Strafe verbunden.

Für Informationen, die ich ebenso gut im Internet erhalten kann eine derart hohe Geldsumme zu verlangen, ist mehr als unverschämt. Das sollte Ihnen nicht passieren.

7.7 Endlich schwanger – was nun?

Endlich! Der Bluttest ist positiv, und im Ultraschall ist gut zwei Wochen später ein Herzschlag zu sehen. Die anschließenden Wochen werden häufig als emotional sehr belastend erlebt. Ihre Geduld und Ihre innere Gelassenheit werden nochmals auf die Probe gestellt. Ein überwältigendes Gefühl der Freude und der Erleichterung kann von der Angst begleitet sein, das Baby wieder zu verlieren. Die Befürchtung, die Schwangerschaft nicht halten zu können, ist auch nicht ganz unbegründet und kann schwer auszuhalten sein. Eine Fehlgeburt erleben zu müssen, ist ein einschneidendes, belastendes Ereignis, vor dem jede Frau Angst hat, da es Betroffene oftmals lange begleitet. Aber an solch einen Schicksalsschlag sollten Sie jetzt nicht denken.

Die Tatsache, dass Sie nun schwanger geworden sind, zeigt Ihnen, dass es *de facto* möglich ist und all Ihre Bemühungen nicht umsonst waren! Feiern Sie jetzt erst einmal Ihren Erfolg und Ihr Durchhaltevermögen mit einem Glas alkoholfreien Sekt. Jetzt dürfen Sie auf Ihren Körper, Mutter Natur und etwas Glück vertrauen. Dieses Glück steht Ihnen nach all Ihren Bemühungen jetzt doppelt zu.

Sie haben in diesem Buch verschiedene Übungen kennen gelernt, wie Sie sich selbst beruhigen und bestärken können. Machen Sie auch in diesen Wochen davon Gebrauch, indem Sie sich durch zuversichtliche Zukunftsbilder, Achtsamkeit im Alltag und Vorfreude, die kommenden Wochen versüßen. Durch Ihre negativen Vorerfahrungen in der möglicherweise langen und bedrückenden Kinderwunschzeit werden Sie diesen neuen Körperzustand viel intensiver und bewusster wahrnehmen. Die Qualität Ihrer Gefühle und die Wertschätzung für dieses Wunder der Natur wird größer sein als bei all den Frauen, die nicht für ihr Baby kämpfen mussten. Genießen Sie das jetzt und feiern Sie Ihren Erfolg!

Was hat Ihnen bisher geholfen, die letzten Monate oder Jahre gut zu überstehen? Was hat Ihnen Kraft gegeben?

____

____

____

____

____

Welche neuen Kompetenzen und Stärken sind für Sie aus dieser Zeit erwachsen?

Beispiele:

(Mehr Gelassenheit; Selbstvertrauen; Zuversicht in den eigenen Körper; geistige Offenheit; Mitgefühl für sich selbst; Durchhaltevermögen; Glauben; Religiosität; Erfindergeist; Weitblick; Dankbarkeit; Selbstwirksamkeit; Bescheidenheit; Spiritualität; Tapferkeit; kritisches Denken….)

____

____

____

____

____

8

Adoption

8.1 Adoptivkind/Pflegekind

Das Bedürfnis, nicht auf eine Schwangerschaft verzichten zu wollen, hält einige Frauen davon ab, auch eine Adoption in Betracht zu ziehen. Das Erleben der Schwangerschaft ist aus biologischer Sicht ein gut nachvollziehbarer Wunsch, da es einer der bewegendsten Zeitabschnitte im Leben einer Frau ist.

Dieser Aspekt kann aber auch als egoistisch betrachtet werden, da der höhere Sinn – ein neues Leben zu begleiten – in den Hintergrund rückt.

Für mich war vor allem das Kind im Vordergrund. Bei dem Gedanken, es nicht austragen zu können, schwang zwar etwas Wehmut mit, aber die Freude darüber, dann endlich Mutter zu sein, überwog deutlich.

Frauen können sich meist besser vorstellen, ein fremdes Kind großzuziehen, als Männer. Wenn Kinder da sind, bekommen Männer ohnehin weniger Aufmerksamkeit und Beachtung von ihren Frauen. Wenn das Kind dann aber nicht von ihnen gezeugt wurde, verhaltensauffällig ist oder aus anderen Gründen sehr viel Raum einnimmt, kann es manchen Männern schwer fallen, es ebenso gut anzunehmen wie einen selbst gezeugten Nachkömmling.

In der Regel bleibt die Frau mit dem Kind zu Hause, betreut es rund um die Uhr und baut eine starke emotionale Bindung auf. Für den Mann sind es womöglich nur die Abendstunden, in denen er ein ihm unbekanntes Wesen, das ihm nicht einmal ähnlich sieht, stückweise kennenlernt. Es sind dann nicht die eigenen Verhaltensweisen, die in dem Kind gesucht werden können und auch nicht die optischen Merkmale, die „ganz den Papa“

J. Kuehn, *(Un-)Erfüllter Kinderwunsch*,
https://doi.org/10.1007/978-3-662-59484-1_8

ausmachen. Das hat wiederum den Vorteil, dass auch mit einem schwierigen Verhalten des Kindes ganz anders umgegangen werden kann, da das Verständnis und das Wissen über die Vergangenheit des Kindes eine hilfreiche Erklärung sein können. Die Eltern suchen die Ursache nicht in der jeweiligen eigenen Entwicklungsgeschichte, sondern können als unbeteiligte Zuschauer das Kind bestmöglich in seiner Entwicklung unterstützen.

Da Sie die leiblichen Eltern in der Regel nicht kennen, machen Sie sich vielleicht Gedanken, dass Sie mit einigen Verhaltensweisen des Kindes nicht zurechtkommen könnten, oder haben generell Angst davor, der Situation nicht gewachsen zu sein. Kinder kommen zwar nicht als gänzlich unbeschriebenes Blatt zur Welt, aber Ihr Gestaltungsspielraum ist enorm groß und der Ihres Kindes ist noch viel größer. Es gibt zwar eine genetische Komponente, aber Ihr elterlicher Einfluss und die umgebende Umwelt formen letztlich die Persönlichkeit Ihres Kindes.

Mit dem Thema der Adoption verbindet jedes Paar gewisse Ängste. Wenn Sie sich im Vorfeld über mögliche Schwierigkeiten informieren und sich beispielsweise über die in jeder natürlichen Entwicklung vorkommenden Phasen der zeitweiligen Ablehnung eines Elternteiles klar werden, dann wird Sie das auch nicht so treffen, selbst wenn Sie auf dem Papier nur die Adoptiveltern sind. Aber das ist es nicht, was Ihre kleine Familie ausmacht!

In Deutschland wird die Form der halb-offenen Adoption bevorzugt. Das bedeutet, dass es von Anfang an ein gewisses Maß an Kontakt, zumindest zu der leiblichen Mutter, geben sollte. Diese Möglichkeit des Umgangs lässt den Adoptivkindern die Freiheit, auf Wunsch mehr über die eigenen Eltern zu erfahren. Wenn die eigene Herkunft des Kindes von den Eltern verleugnet wird, mutmaßlich um Problemen aus dem Weg zu gehen, kann genau das zu den befürchteten Schwierigkeiten führen. Adoptierte Kinder und Jugendliche fühlen sich ohnehin oft nicht im selben Maße der Familie zugehörig, wie die Adoptiveltern es ihnen vermitteln wollen. Ein auflehnendes Verhalten, das häufig in Zurückweisung und vermehrten Streitigkeiten seinen Ausdruck findet, ist nur ein kompensatorischer Versuch des Kindes klarzustellen, dass es eben doch eine eigene Herkunft hat, die es nicht verleugnen möchte. Manche Kinder nehmen aus Rücksicht auf die Adoptiveltern dieses Angebot gar nicht wahr, was jedoch für den erforderlichen Verarbeitungsprozess nicht zuträglich ist.

Für die emotionale Entwicklung des Kindes und seine Persönlichkeits- und Identitätsbildung ist es enorm wichtig, die biologische Abstammung zu kennen. Bildlich gesprochen fehlen ihnen sonst die Wurzeln, mit denen sie sich stabil im Leben verankern können. Es hilft adoptierten Kindern später nicht nur, die Freigabe zur Adoption besser zu verstehen, Gefühle des „*Abgelehnt worden Seins*" zu relativieren und eine eigene Position zu beziehen. Sie haben auch die Möglichkeit, sich selbst besser zu verstehen, vor allem wenn sie sich in ihrem Verhalten, ihren Vorlieben oder Charaktereigenschaften stark von den Adoptiveltern unterscheiden. Kinder sollten immer die Möglichkeit bekommen, sich mit ihren leiblichen Eltern zu identifizieren, um dann die Nähe oder den Abstand zu suchen, der ihnen gut tut und der Situation gerecht wird.

Adoptivkinder werden häufig von einem inneren Gefühl der mangelnden Wertigkeit begleitet, das sich in einem reduzierten Selbstwertgefühl äußern kann. Die Tatsache, dass ihre leiblichen Eltern in der Lage waren, sie abzugeben, ist eine sehr schmerzhafte Gewissheit, die nur gut verkraftet werden kann, wenn es gelingt, ein Mindestmaß an Verständnis für die jeweilige Situation nach der Geburt oder in den ersten Lebensjahren aufzubringen. Eine liebevolle und wohlwollende Begleitung durch die Zieheltern ist hier zu jedem Zeitpunkt ihrer Entwicklung gefragt.

Für die Adoptiveltern ist es nicht nur die Gewissheit, dass es noch leibliche Eltern gibt, die irgendwann mehr oder weniger intensiv in das Leben des Kindes eintreten werden, sondern auch eine diffuse Verlustangst, die mitschwingt. Vor allem wenn man sich für ein Pflegekind entschieden hat, das in einigen Fällen die Familie auch wieder verlässt, ist dieses Gefühl gut nachvollziehbar. Die Angst davor, dass die Bindung nur konstruiert ist und von beiden Seiten wieder aufgelöst werden kann, verunsichert viele Paare. Ein leibliches Kind kann sich jedoch ebenso gegen seine Eltern aussprechen.

Diese Sorge ist in fast allen Fällen unbegründet, da die Kinder, sofern sie nicht schwer traumatisiert sind, eine intensive Bindung zu den Adoptiveltern aufbauen und sich meist keine anderen Eltern mehr vorstellen wollen.

Eine weitere Sorge betrifft die Entwicklung des Kindes. Da diese Kinder häufig eher aus sozial schwächeren Familienverhältnissen kommen, möglicherweise schlimme Dinge selbst erfahren oder mitangesehen haben, liegt die Befürchtung nahe, dass diese Kinder einen psychischen Schaden davongetragen haben. Das ist aber nur in sehr extremen Situationen der Fall. Unsere Psyche und unser Gehirn sind sehr plastisch. Das bedeutet, dass auch Erinnerungen und die damit zusammenhängenden Gefühle verändert werden und unangenehme Erfahrungen „überschrieben" werden können. Verletzte Persönlichkeitsanteile, die durch seelische Misshandlungen entstanden sind, lassen sich in einer liebevollen, mitfühlenden Atmosphäre nachträglich versorgen, und mit etwas Geduld kann auch bei traumatisierten Kindern ein sicheres Bindungsverhalten entstehen.

In den meisten Fällen sind die Umstände der Kinder dem Jugendamt bekannt, und Sie haben immer die Wahl, ob sie sich für ein seelisch verletztes Kind entscheiden möchten oder nicht. Natürlich ist der Erziehungsaufwand und die emotionale Arbeit, die Sie als Eltern leisten müssen, um einiges höher. Egal für welchen Weg Sie sich in der Kinderwunschzeit entscheiden, Sie haben ohnehin viel mehr Arbeit als andere.

Nachdem Sie sich für diesen Weg entschieden haben, liegt allerdings noch eine mehr oder weniger lange Durststrecke vor Ihnen. Die Zahl der Bewerber übersteigt die Anzahl der zur Adoption freigegebenen Kinder um ein Vielfaches. So ist eine Wartezeit von zwei bis drei Jahren durchaus üblich. Abhängig von Ihren Auswahlkriterien kann es aber auch deutlich schneller gehen. Ein Baby zu adoptieren, kann ebenso viele Vorteile haben, wie ein Kleinkind aufzunehmen. Ob nur ein *kerngesundes* Kind für Sie infrage kommt oder ob Sie sich auch andere Voraussetzungen zutrauen, bei diesem längeren Entscheidungsfindungsprozess unterstützen Sie die Mitarbeiter der jeweiligen Adoptionsstelle.

Wenn Sie sich für eine Adoption entschieden haben, kann eine Auslandsadoption Ihre Wartezeit verkürzen. Allerdings ist das häufig mit einem höheren Kosten- und Zeitaufwand verbunden, da Sie eine Organisation bezahlen und mehrfach in das Herkunftsland reisen müssen.

Dort erfahren die neuen Bezugspersonen, wie das Leben des Kindes bisher war, welche Erfahrungen es prägte, wie Beziehungen gelebt beziehungsweise Bezugspersonen ausgetauscht wurden, und mit welchen Umständen und Veränderungen für das Kind zu rechnen ist. Je besser die zukünftigen Eltern mit den Lebensumständen vertraut werden, desto sicherer fühlen sie sich nachher in ihrer neuen Elternrolle. Medizinische und therapeutische Unterstützung kann für diese Kinder erforderlich werden, zumal meist ein längerer Heimaufenthalt mit psychischen Verletzungen ihre Vergangenheit prägt.

Über die jeweiligen Bedingungen und Auswahlkriterien erhalten Sie Auskunft im Internet.

Kann ich mir auch vorstellen ein Kind zu haben, das nicht mein leibliches ist?

____

____

____

Was spricht für mich gegen ein adoptiertes Kind?

____

____

____

____

____

Was spricht für mich dafür?

____

____

____

____

____

8.2 Das Adoptionsseminar

Nachdem wir uns telefonisch angemeldet hatten, wurden wir zu einem persönlichen Vorstellungsgespräch eingeladen. „Vorstellungsgespräch" trifft die Empfindungen recht gut, mit denen wir das erste Mal das Büro der Mitarbeiterin des Jugendamtes betreten haben. Im Vorfeld hatten wir uns natürlich schon überlegt, was wir sagen wollten, um möglichst positiv aufzutreten. Wir wussten bereits, dass die Warteliste für ein Kind lang ist, da selbst in einer Großstadt nur relativ wenige Kinder zur Adoption freigegeben werden.

Das Gespräch verlief fast wie erwartet, bis zu dem Punkt, an dem wir nach unseren weiteren Kinderwunschplänen befragt wurden. Wir erzählten von zahlreichen künstlichen Befruchtungsversuchen und den geringen Chancen, die die Ärzte uns gaben. Die Mitarbeiterin des Jugendamtes wollte nun konkret wissen, ob wir denn die künstlichen Versuche abgeschlossen hätten?

Nachdem wir ihren Erwartungen entsprechend wenig entschlossen mit „Ja" antworteten, begann sie mit einem Vortrag darüber, wie wichtig es sei, uns ab sofort nur auf die Adoption zu konzentrieren und uns von dem Wunsch nach einem leiblichen Kind zu verabschieden. Wir waren im ersten

Moment etwas perplex, irritiert und eingeschüchtert von dieser Bedingung. Nach dem Gespräch setzten wir uns zu Hause nochmals zusammen und ließen das Gespräch Revue passieren. Eine leichte Wut stieg in mir auf. Wie konnte diese Frau, die keine Ahnung davon hatte, was ich durchgemacht habe, mir vorschreiben, dass ich eine, – wenn auch geringe Chance – auf ein genetisch eigenes Kind gänzlich aufgebe?

Wir alleine waren als Paar verantwortlich für unsere Zukunft und unser Glück. Mit der Entscheidung auch ein Kind zu adoptieren, war für uns klar, dass dies kein Kompromiss sein würde, sondern eine realistische Möglichkeit, Eltern zu werden. Und das war es, was wir wollten. Ein Kind lieben, begleiten, beschützen und erziehen. Auch mit den möglichen Kommentaren und Vorurteilen unseres familiären Umfeldes hatten wir uns schon hinreichend auseinandergesetzt. Für uns gab es noch nichts, wovon wir uns verabschieden würden, denn unsere Bemühungen würden auf allen Ebenen weitergehen, die wir uns zutrauten und mit denen wir uns wohlfühlten. Wir fanden die Einstellung des Jugendamtes etwas übertrieben und können allen Betroffenen nur raten, auf die innere Stimme zu hören. Sicherlich fällt es manchen Menschen schwer, auf verschiedenen Hochzeiten zu tanzen, aber wer seine Situation gedanklich klar sieht, für den gibt es eigentlich keine falschen Entscheidungen. Es wird wohl kaum ein Elternpaar wehmütig über die künstlichen Befruchtungen nachdenken, wenn es erst einmal ein Adoptivkind in den Armen hält.

Bevor wir zu dem Seminar zugelassen wurden, mussten wir eine Gesundheitsprüfung beim Gesundheitsamt durchführen lassen, die unsere gesundheitliche Eignung als zukünftige Adoptiveltern bescheinigte.

Alle zwei Wochen trafen wir uns fortan mit fünf weiteren Paaren zu gemeinsamen Gruppenabenden im Jugendamt. Es war nicht verwunderlich, dass selten jemand zu spät kam, obwohl der Beginn der Treffen für viele noch in der regulären Arbeitszeit lag. Das Bedürfnis, sich als besonders gewissenhaft und zuverlässig zu präsentieren, war ebenso selbstverständlich wie die Ausreden vor dem Arbeitgeber.

Beim ersten Mal betraten wir den Seminarraum mit gemischten Gefühlen. Neugier auf die anderen und die Seminarinhalte waren ebenso vorhanden wie das Gefühl, gleich mit fünf Konkurrenten in den Staffellauf zu gehen. Wie würden wir im Vergleich zu den anderen Paaren wirken? Wie blödsinnig solche Überlegungen waren, wurde uns allerdings schnell bewusst. Aber wir kamen nicht umhin, uns so zu fühlen, da das erste zur Adoption frei werdende Kind ja trotzdem nur einem von uns fünf Paaren angeboten werden würde. In der Praxis sieht das nachher etwas anders aus, aber in solchen Augenblicken sind das wohl häufig die vordergründigen

Gedanken. Nach einer kurzen Vorstellungsrunde ging es in die Kleingruppenarbeit, wo die Frauen und die Männer untereinander die Gelegenheit bekamen, über ihre Kinderlosigkeit und die jeweiligen Erfahrungen zu sprechen.

Spätestens nach dem ersten Treffen fanden wir alle unsere Mitstreiter super sympathisch und freuten uns auf ein Wiedersehen. Wir sprachen in den folgenden Seminaren über den Adoptionsvorgang, Pflegekinder und rechtliche Aspekte. Die mit einer Adoption zusammenhängenden Schwierigkeiten und psychologischen Aspekte wurden realistisch dargestellt. Es wurden auch die Hintergründe der leiblichen Eltern, die Beweggründe der Mutter sowie ein möglicher Umgang mit ihnen nach der Adoption thematisiert. Erfahrungsberichte, Videobeiträge und Rollenspiele lockerten die Abendstunden auf. Alles in allem waren es immer sehr nette Treffen, die uns in guter Erinnerung geblieben sind, und die unsere Vorfreude auf ein Kind gesteigert haben. Am Ende der Gruppentreffen wurden wir gebeten, einen Stapel an Unterlagen auszufüllen. Hier ging es vor allem um unsere Vorstellungen bezüglich unseres Adoptivkindes. Im Anschluss daran waren persönliche Paargespräche geplant, in denen über die individuellen Erfahrungen in der eigenen Herkunftsfamilie und die Vorstellungen bezüglich des Zusammenlebens mit dem Adoptivkind besprochen werden sollten.

Berichte von anderen Betroffenen können Ihnen einen Eindruck vermitteln, welche Wege gefunden werden können und was als hilfreich erlebt wurde. Im Anschluss folgen einige Erfahrungsberichte, die viele Facetten eines unerfüllten Kinderwunsches beleuchten und die Situation aus verschiedenen Perspektiven schildern. Vielleicht macht es Ihnen Mut zu lesen, wie andere Menschen mit ihrem Schicksal umgehen.

9

Erfahrungsberichte

9.1 Gedanken eines Adoptivkindes

(Ismail, 24 Jahre, Münster)

Im Alter von drei Jahren bin ich zu meinen Adoptiveltern gekommen. Zu diesem Zeitpunkt habe ich natürlich noch nicht gewusst, was das bedeutet. Meine Adoptiveltern hatten bereits einen weiteren Sohn adoptiert, der drei Jahre älter ist als ich. Die erste Zeit in meiner neuen Familie habe ich jetzt, im Alter von 24 Jahren, nicht mehr richtig auf dem Schirm. Dennoch kann ich mich daran erinnern, dass es Höhen und Tiefen gab. Ich erinnere mich beispielsweise dunkel daran, dass ich anfangs für körperliche Berührungen oder Unterhaltungen jeglicher Art wenig zugänglich war. Auf die Frage, ob ich „Spiele spielen" wolle, habe ich meist mit „Nein" geantwortet. Aufgrund meiner Heimerfahrung war ich *etwas neben der Spur* und habe nachts vor dem Einschlafen Anzeichen einer Hospitalisation gezeigt. Das sind körperliche und seelische Folgeerscheinungen einer anhaltenden Vernachlässigung, die sich bei mir unter anderem in einer motorischen Unruhe zeigten. Ich hatte auch große Schwierigkeiten damit, anderen Leuten zu vertrauen. Wenn ich jetzt im Nachhinein daran zurückdenke, so glaube ich, dass es für mich viel leichter gewesen wäre, den Kontakt zu meinen Adoptiveltern aufzubauen, wären die Trennung von meiner leiblichen Familie und der anschließende Heimaufenthalt anders verlaufen. Ich glaube, dass es mir sehr geholfen hat, im Kleinkindesalter adoptiert worden zu sein, da die Situation

J. Kuehn, *(Un-)Erfüllter Kinderwunsch*,
https://doi.org/10.1007/978-3-662-59484-1_9

zu einem späteren Zeitpunkt für mich sicherlich nicht einfacher geworden wäre, selbst wenn ich dann mehr verstanden hätte.

Meine Adoptiveltern haben es mir von klein auf vermittelt, dass ich adoptiert bin. Noch dazu war es offensichtlich, weil ich zwar in Deutschland geboren bin, aber meine Herkunftsfamilie marokkanisch-türkischer Abstammung ist. Ich glaube, es wäre ein großer Schock für mich gewesen, in dem Glauben aufzuwachsen, ihr leibliches Kind zu sein, um dann von der Wahrheit überrascht zu werden. Wenn ich von meinen Eltern spreche, meine ich meine Adoptiveltern. Trotz aller Schwierigkeiten waren meine Eltern immer bemüht, mit uns ein normales Familienleben zu führen.

Im Alter von acht Jahren habe ich das erste mal meine leibliche Mutter kennengelernt. Ich kann mich heute daran erinnern, als ob es gestern war. Ich habe mit meinem Vater Kontakt zum Jugendamt aufgenommen, weil in mir das Interesse bestand, meine leibliche Familie kennenzulernen. Im Verlauf wurde mir jedoch recht schnell bewusst, dass das keine gute Idee war. Wir haben bei einer Frau vom Jugendamt in Dortmund einen Termin gemacht, bei der mein Vater, meine leibliche Mutter, die Frau vom Jugendamt und selbstverständlich ich dabei sein sollten. Mein Vater und ich, wir sind zu diesem Termin pünktlich erschienen. Daraufhin warteten wir über eine Stunde auf meine leibliche Mutter und versuchten, diese auch mehrfach telefonisch zu kontaktieren. Da unsere Bemühungen ohne Erfolg blieben, fuhren wir kurzerhand zu meiner leiblichen Mutter nach Hause. Diese Situation habe ich zu dem damaligen Zeitpunkt allerdings nicht verstanden und war verwirrt. Auf dem Weg dorthin war ich sehr aufgeregt, und die Frau vom Jugendamt gab mir die Aufgabe, an jeder Haustüre zu schauen, ob dort der Nachname meiner Mutter steht. Als wir vor der richtigen Haustüre standen und geklingelt hatten, summte der Türöffner. Wir traten in das Mehrfamilienhaus ein und gingen hoch in den ersten Stock. Dort angekommen öffnete uns meine leibliche Mutter die Tür und belächelte ihr versäumtes Erscheinen. Sie entschuldigte sich nicht einmal dafür. Ab dem Moment, als sie uns die Tür geöffnet hatte, ging für mich alles rasend schnell. Das komplette Treffen überstand ich in der Türschwelle stehend. Sie trug eine schwarze Bluse und eine schwarze Jogginghose. Ihr Haar war pechschwarz, relativ lang und lockig, so wie meines. Sie hatte eine braune Hautfarbe und sah im großen Ganzen so aus wie ich. In der ganzen Zeit lief im Fernsehen *Micky Maus*. Mitten im Raum stand eine grüne Couch, links von mir direkt neben der Tür ein City Roller und rechts stand ein Esstisch mit mehreren Stühlen und einem Kinderstuhl. Auf diesem Kinderstuhl saß meine kleine leibliche Schwester und hatte viele rote Punkte im Gesicht (Windpocken). Meine leibliche Schwester aß ein trockenes Brötchen. Ich starrte sie an und wusste in diesem Moment ganz genau, wer diese Person ist. In derselben Zeit lief meine leibliche Mutter durch das Zimmer und sagte zu mir, dass ich bald wieder zu ihr zurückkommen würde und dass alles gut werden würde. Dann nahm sie mich in den Arm. In diesem Moment stand ich sehr unter Schock und konnte meine Arme und Beine nicht mehr bewegen. Dieser erlebte Schockmoment kam dadurch zustande, dass ich wusste, dass ich eine Familie habe, die für mich sorgte. Ich fühlte, wohin ich gehöre, und das war nicht die Frau, die vor mir stand. Dennoch sagte mir diese Frau solche Sachen und ich bekam große Angst, wieder aus meiner Familie herausgerissen zu werden. Ich hatte Angst vor meiner leiblichen Mutter. Die ganze Zeit über starrte ich meine leibliche Schwester an.

Plötzlich ging alles sehr schnell, sodass ich mich nicht mehr genau daran erinnere, was geschah. Mein Vater riss mich zurück und die Frau vom Jugendamt sprach mit meiner leiblichen Mutter in energischem Ton. Ich glaube sie hat mit ihr geschimpft.

Dieses Treffen war für mich ein enormer Rückschlag. Ich habe wieder angefangen, Verhaltensauffälligkeiten zu zeigen und ins Bett zu nässen. Ich konnte nachts nicht mehr schlafen und hatte Bindungsängste gegenüber meiner Adoptivfamilie. Ich bekam von meinen Eltern und anderen Verwandten den Spitznamen „Mister No", weil ich wieder angefangen habe zu allem „Nein" zu sagen.

Mit meinem 18. Lebensjahr bekam ich einen Aktenordner. In diesem Ordner waren diverse Kopien von Hilfeplangesprächen, Krankenhausberichten, Briefen meines leiblichen Vaters aus dem Gefängnis und selbst verfassten Berichten meines Vaters über mich. Ich musste viel weinen und habe dann noch einmal intensiv über meine Vergangenheit nachgedacht. Dieses Mal hat es sich aber nicht wie ein Rückschritt angefühlt, da ich viele offene Fragen für mich klären konnte. Diese Erkenntnis war ein Schock und eine Erleichterung zugleich. Am Ende war es aber vor allem die Bestätigung, dass ich alles im Leben geschafft hatte, was mir wichtig war: eine eigene Familie zu haben!

In dieser Akte stand alles drin, was früher geschehen ist. Die Gedanken, die ich über all die Jahre mit meiner Herkunftsfamilie verbunden hatte, wurden bestätigt. In einem Krankenhausbericht stand zum Beispiel, dass ich mit einem seit zwei Wochen gebrochenen Arm, blauem dicken Zeh und einer Verbrennung im Gesicht aufgenommen worden bin. In dem Bericht folgten etliche Ausreden darüber, was passiert sei. Die Lügen waren offensichtlich. Meine leibliche Mutter konnte sich einfach nicht um mich kümmern. Als ich zur Welt kam war sie 18 Jahre alt und ihr Freund 32 und inhaftiert. Sie war komplett überfordert. Zwar wurde ich aus meiner leiblichen Familie herausgerissen, aber ich war so klein, dass ich noch nicht verstand, was los war.

Ich bin froh, eine neue Familie zu haben, denn wäre ich dort aufgewachsen, wäre ich wahrscheinlich auch als Sozialhilfefall geendet und hätte nicht das Leben, das ich heute führe.

Mein achtzehntes Lebensjahr war ein tolles Jahr. Ich hatte diese Akte überreicht bekommen, meinen Schulabschluss geschafft und meine Halbschwester kennengelernt. Meine Schwester und ich haben viele Ähnlichkeiten, wir sind beide etwas *verrückt*. Wir haben uns einen Tag vor dem mit dem Jugendamt vereinbarten Termin getroffen, weil wir beide unser Treffen nicht abwarten konnten. Wir trafen uns bei ihr zuhause, sie zeigte mir Fotos meiner leiblichen Mutter, wir sprachen über ihr Leben und über meines, wobei mir klar wurde, dass meine Mutter leider immer noch dieselbe Frau ist wie zu dem Zeitpunkt meiner Geburt. Ich habe weiterhin regelmäßigen Kontakt zu meiner Schwester, obwohl uns hundert Kilometer voneinander trennen. Für mich ist sie meine kleine Schwester, auch wenn wir nicht zusammen aufgewachsen sind.

Heute bin ich 24 Jahre alt und lebe mit meiner Freundin zusammen. Ich bin ein sehr glücklicher Mann, der fast alles geschafft hat, was er wollte. In der Schule hatte ich zwar mit dem Lernen Schwierigkeiten, war aber immer sehr beliebt und hatte keine Probleme, Freunde zu finden. Im Januar 2017 habe ich meine Ausbildung zum Informationselektroniker mit Erfolg abgeschlossen und mache jetzt eine Meisterausbildung in Teilzeit neben meiner Arbeit. Wir erwarten ein Kind und freuen uns beide riesig auf unseren Nachwuchs.

Für mich hat sich mit der Adoption der Traum einer „annähernd heilen Familie" erfüllt. Ohne meine Familie hätte ich es niemals so weit geschafft im Leben. Mir wurden Türen geöffnet und Möglichkeiten gegeben, die in meiner Herkunftsfamilie nicht denkbar gewesen wären. Dazu gehört nicht nur die finanzielle Sicherheit, die Schulbildung und meine Interessenverwirklichung, sondern auch die Liebe und das sichere familiäre Umfeld, das mir zuteil wurde. Ohne meine Eltern hätte ich es niemals so weit geschafft, und ich kann es nicht in Worte fassen, wie sehr ich sie liebe. Meine Eltern sind mit mir über Stock und Stein, Höhen und Tiefen gegangen. Oftmals sind wir an unsere Grenzen gestoßen und waren drauf und dran, alles wegzuschmeißen und aufzugeben. Aber wir haben gekämpft und haben es gemeinsam geschafft, diese Familie zu halten und uns gegenseitig zu lieben. Ich bereue keine Sekunde in meinem Leben und würde behaupten, die beste Familie der Welt zu haben. Alles was wir gemeinsam erlebt haben, hat uns nicht geschwächt, sondern stärker werden lassen. Ich habe meinen Platz gefunden und bin stolz auf mich und die Leistung meiner Eltern. Ein Dank geht an meine Eltern, die alles getan haben, um einem Menschen ein Leben zu schenken, wie das meine.

9.2 Die Angst davor, dass es nicht klappt

(Maria, 34 Jahre, Bonn)

Was ist, wenn es nicht klappt? Jetzt wagen wir uns schon an das Thema künstliche Befruchtung, und wie wird es uns dann wohl ergehen, wenn es nach mehreren Versuchen einfach nicht funktioniert?

Zu Beginn war das meine allergrößte Angst, als wir uns mit diesem Thema auseinandergesetzt haben. Für meinen Mann und mich war immer klar, dass wir Kinder haben wollten. Wie, das war für uns nicht so wichtig; auch für eine Adoption waren wir offen. Selbstverständlich wäre es toll gewesen, hätte es bei uns, wie bei den meisten Paaren, auf ganz normalem Wege geklappt. Aber das Leben ist eben kein Ponyhof! Nun gut. Nachdem wir es eine ganze Zeit lang ohne Erfolg probierten, besuchten wir das erste Mal ein Kinderwunschzentrum um uns zu informieren und untersuchen zu lassen. Dort stellte man fest, dass meine Schilddrüse nicht optimal eingestellt und die Spermienqualität meines Mannes nicht so berauschend waren. Daraufhin beschlossen wir dennoch, uns etwas mehr Zeit zu geben und es weiter auf natürlichem Wege zu probieren, denn die Hoffnung stirbt bekanntlich zuletzt! Wenn es nur nach mir gegangen wäre, hätten wir direkt Nägel mit Köpfen machen können. Allerdings fühlte mein Mann sich in der Klinik nicht wohl; er meinte sie seien nur auf Profit aus. Klar, letztlich wollen alle Kliniken damit Geld verdienen, aber tatsächlich blieb in diesem Kinderwunschzentrum das Menschliche auf der Strecke.

Wenn ich etwas während des Wartens und Hoffens in unserer Kinderwunschzeit gelernt habe, dann das, dass man nur glücklich sein und werden kann, wenn beide Partner denselben starken Wunsch haben und den Weg gemeinsam gehen! Also biss ich in den sauren Apfel und ließ meinem Mann die Zeit, die er brauchte. Natürlich ging es mir in dieser Zeit ab und an nicht gut, und es war des öfteren eine Qual mitzuerleben, wie fast alle Freunde, Familie, Bekannte und Arbeitskollegen Kinder bekamen und es dort scheinbar so einfach schien. Am schlimmsten allerdings empfand ich es, ständig von allen Seiten gefragt zu werden „Und, wann ist es bei euch denn endlich soweit? Wie sieht es bei euch mit der Familienplanung aus? Wollt ihr keine Kinder?"

Mal ganz ehrlich: Ich bin generell ein offener und kommunikativer Mensch, und ja, das Kinderkriegen ist das Natürlichste auf der Welt. Aber zum Teufel, dieses private Thema geht doch wirklich nur meinen Mann und mich etwas an! Schließlich frag ich doch auch nicht jeden, wie er unten herum bestückt ist, wie das Sexleben so läuft oder ob er irgendeinen Fetisch hat! Doch die meisten meinen es nicht böse und denken einfach gar nicht drüber nach, was sie mit ihrer Frage beim Gegenüber auslösen.

Eines Tages erfuhren wir von einer Freundin, dass es bei ihr damals auch nicht klappen wollte, und dass ihr Kind durch künstliche Befruchtung entstanden ist. Durch das gemeinsame Gespräch mit meinem Mann und der Freundin, die so positiv darüber berichtete, kam das Ganze endlich ins Rollen. Ich vereinbarte einen Beratungstermin in der Uniklinik und dann musste ich mich noch eine längere Zeit gedulden, bis der Termin endlich stattfand.

Nach den routinemäßigen Untersuchungen wurden uns in einem anschließenden Gespräch die Untersuchungsergebnisse mitgeteilt: Unsere Chance, auf normalem Weg ein Kind zu bekommen, sei nicht gleich Null, aber eher gering. Wir hätten die Möglichkeit gehabt, weitere unterstützende Methoden auszuprobieren, doch ohne Erfolgsgarantie, sodass wir letztendlich wohl nicht um die künstliche Befruchtung herum gekommen wären. Ich wollte „Butter bei die Fische geben" und endlich loslegen! So kam es dann auch. Im März hatten wir unser Auswertungsgespräch, und im April ging es dann auch schon los. So schnell, das hätte ich nicht für möglich gehalten, aber umso besser. Dreieinhalb Jahre hatte ich bereits darauf gewartet, dass ich schwanger werden würde, und nun ging es endlich voran! So viel Angst vor dem, was mich und meinen Körper erwarten könnte, hätte ich nicht haben brauchen. Der ganze Ablauf mit den Hormonspritzen, Punktion und Transfer waren für mich wirklich überhaupt nicht schlimm. Ich hatte keinerlei Nebenwirkungen. Ich war sogar unerwartet gut drauf, schließlich war ich mir sicher, dass sich nun unser Traum vom Familienglück früher oder später erfüllen würde. Irgendwie hatte ich da dieses Ur-Vertrauen, dass nun endlich alles gut werden würde und wir bald ein Baby bekämen. All die Sorgen, Ängste und Bedenken bezüglich einer künstlichen Befruchtung waren schnell über Bord geworfen.

Wir hatten wirklich Glück, dass wir nur einen Zyklus brauchten und ich tatsächlich Mitte Mai erfuhr: „Herzlichen Glückwunsch, Sie sind schwanger!" Dadurch, dass es direkt beim ersten Mal geklappt hat, ging es mir auch psychisch gut.

Bei mir konnten insgesamt „nur" sechs Eizellen zur künstlichen Befruchtung entnommen werden, und fünf davon konnten erfolgreich befruchtet werden. Am zweiten Tag wurden zwei Eizellen eingefroren und die anderen drei wurden weiter kultiviert. An Tag fünf, als der Transfer erfolgen sollte, war tatsächlich nur noch eine befruchtete Eizelle übrig, und aus dieser Eizelle ist unser wunderbarer Sohn entstanden! Er ist heute genau drei Monate alt und ich bin so unendlich dankbar, dass er da ist und dass wir die Möglichkeit hatten, diesen Weg zu gehen! Wie schön, dass wir in der heutigen Zeit leben, in der die Medizin so weit ist, dass es Behandlungsmethoden und Eingriffe gibt, sodass wir nicht ungewollt kinderlos bleiben mussten. Ich kann nur jedem Paar Mut machen, auch wenn alles manchmal ausweglos oder schwer erscheint: Es lohnt sich wirklich, für das Wunschkind zu kämpfen und durchzuhalten.

9.3 Unerfüllter Kinderwunsch nach Krebserkrankung

(Silvia, 36 Jahre, Cleveland)

Mit Ende Zwanzig habe ich einen Knoten in meiner Brust entdeckt. Zu dieser Zeit hatte Angelina Jolie gerade ihre Genmutation auf den BRCA1/BRCA2-Genen (BRCA = Breast Cancer) bekannt gemacht, eine doppelte Brustentfernung vornehmen und sich die Gebärmutter und Eierstöcke entfernen lassen. Dadurch war ich wahrscheinlich mehr gegenüber dem Thema Brustkrebs sensibilisiert und habe mich durchchecken lassen. Da statistisch gesehen die Wahrscheinlichkeit sehr gering ist, in diesem Alter an Brustkrebs zu erkranken, war auch meine Frauenärztin sehr erstaunt über den Befund. Ich habe sofort einen Termin im Krankenhaus bekommen, um den Krebs entfernen zu lassen, und ein Dutzend weiterer Termine, um etwaige Metastasen auszuschließen. Es wurde mir eine genetische Beratung und weitere Tests empfohlen und ein Termin in einer Kinderwunschsprechstunde. Die Sprechstunde war sehr ernüchternd, da die Optionen bei Kinderwunsch und Chemotherapie sehr limitiert sind. Man kann sich Eierstockgewebe entfernen und einfrieren lassen, oder sich hormonell stimulieren und dann Eizellen entnehmen und einfrieren lassen. Die Wahrscheinlichkeit, nach einer Chemotherapie noch gesunde Eizellen zu produzieren, ist eher gering. Da ich möglichst schnell mit der Strahlen- und Chemotherapie beginnen sollte, konnte nur eine Eierstockstimulation durchgeführt werden, sodass nur wenige Eizellen gewonnen und eingefroren werden konnten.

Durch eine Freundin habe ich kurz vor Beginn der Chemotherapie vom Genotype DX-Test erfahren, der die Rückfallwahrscheinlichkeit bestimmt. Schätzungen gehen davon aus, dass ca. 70 % der Chemotherapien bei Brustkrebs nutzlos sind, bzw. der Nutzen geringer ist als die starken Nebenwirkungen. Ich habe mich testen lassen, und meine Rückfallwahrscheinlichkeit war relativ gering. Daher habe ich mich letztendlich gegen eine Chemotherapie entschieden. Die OP habe ich recht gut überstanden, wohl überwiegend deshalb, weil ich durch regelmäßige sportliche Betätigung körperlich sehr fit war. Mit den Narben habe ich aber heute noch zu kämpfen – äußerlich sehen Außenstehende wahrscheinlich nichts, aber mein Arm ist oft taub und schmerzt bei jeder Belastung des Immunsystems, da einige Lymphknoten entfernt wurden und die Operationsnarben auf meine Nerven drücken.

Die dreimonatige Strahlentherapie hat mich jedoch stark geschwächt und war von Kreislaufproblemen, Kurzatmigkeit und Übelkeit begleitet. Nach

Beendigung der Strahlentherapie konnte ich nicht einmal unsere Treppe in den ersten Stock hochsteigen, ohne eine Pause einzulegen. Die bestrahlte Haut war stark angegriffen, und auch heute noch muss ich die Stellen jeden Tag einfetten, da sie sonst spannen. Die Langzeit-Therapieempfehlung bestand aus der Einnahme eines Hormonblockers – die damalige Empfehlung waren fünf Jahre, was dann später auf zehn Jahre heraufgesetzt wurde. Der Hormonblocker würde zwar keine Schwangerschaft, wohl aber das gesunde Wachstum des Embryos höchstwahrscheinlich behindern. Daher war die Familienplanung zunächst auf Eis gelegt. Viele Freunde hatten schon Kinder und ich habe mich einsam und ausgeschlossen gefühlt. Nach Absprache mit meiner Onkologin habe ich dann nach zweieinhalb Jahren der Einnahme des Medikaments eine Pause eingelegt, um schwanger zu werden. Das hat nicht gleich geklappt und wir waren sehr enttäuscht. Zudem kam eine große Anspannung aus Angst vor einem Rückfall. Zeitweise habe ich versucht mich an den Gedanken zu gewöhnen, keine Kinder zu haben. Einige Bekannte haben dazu kommentiert: „Sei froh, dass Du noch lebst nach der Krebserkrankung; mehr kannst Du nicht erwarten". Das war ein harter Schlag ins Gesicht. Auch die vielen Nachfragen von Verwandten und Bekannten empfand ich als sehr belastend. Kinderwunsch und Krebserkrankung sind beides sensible und private Themen, die ich nur mit engen Freunden und Familie besprechen möchte.

Um mein Rückfallrisiko gering zu halten und möglichst schnell wieder mit der Einnahme des Medikaments zu beginnen, haben mein Partner und ich uns nach wenigen Monaten entschieden, In-Vitro-Fertilisation (IVF) zu versuchen. Zu dem Zeitpunkt waren wir gerade auf Auslandsentsendung. Während der Entsendung übernahm unsere Krankenversicherung nur einen Bruchteil der Kosten. Zusätzlich sind viele IVF-Praxen in unserem Gastland extrem profitorientiert und drängen ihre Patienten, möglichst viele – vielleicht auch unnötige – Kontrolltermine und Tests machen zu lassen. So war ich zwischenzeitlich fast täglich in der Fertilitätspraxis. Die vielen Termine, die Nebenwirkungen der Hormonstimulation und das emotionale Auf-und-Ab habe ich als sehr stressig empfunden, vor allem weil ich Vollzeit gearbeitet habe und meinen Arbeitgeber nicht vorzeitig in unsere Familienplanung einweihen wollte. Es schien, als hätte ich besonders viel Glück, da ich beim ersten Mal schwanger wurde. In der 14. Woche allerdings habe ich leider Blutungen bekommen und der Embryo ist mit viel Blutverlust in der Notaufnahme während der vierstündigen Wartezeit abgegangen. Ich war natürlich am Boden zerstört und habe einige Wochen gebraucht, um physisch und psychisch wieder auf die Beine zu kommen. Mein Chef war zum Glück sehr verständnisvoll und hat mir zwei Tage freigegeben. Die zweite Behandlungsrunde konnte glücklicherweise in einem FET (Frozen Embryo Transfer) erfolgen, weil wir noch gefrorene Embryos aus der ersten Runde vorrätig hatten. Das hat uns Zeit erspart und war deutlich weniger belastend. Jedoch wollte ich nicht die vorgeschlagenen Medikamente einnehmen, da unklar war, wie sie sich auf mein Rückfallrisiko auswirken würden. Die Fertilitätspraxis konnte mich trotz vorheriger Zusicherung gar nicht zu diesem Thema beraten und war auch nicht sehr kooperativ, als ich meine Onkologin und eine weitere Fertilitätspraxis in Deutschland zurate gezogen habe. Letztendlich habe ich in Absprache mit den deutschen Praxen ein Protokoll abgestimmt, was jedoch mit vielen Diskussionen und Frust verbunden war, bis es akzeptiert wurde. Aber ich wurde wieder schwanger und diesmal mit Zwillingen!

Die Schwangerschaft verlief gut, obwohl ich mit permanenter Übelkeit bis zur Geburt zu kämpfen hatte. Da habe ich das gute deutsche Gesundheitssystem mit Krankschreibung, Berufsverbot und Mutterschutz, sehr vermisst. Vor der Geburt habe ich meinen Jahresurlaub nehmen müssen, um zu Hause bleiben zu können, da ich im 9 Monat zu unbeweglich und müde war. Mein Arbeitgeber war sehr verwundert über meinen Wunsch, nicht die üblichen maximal drei, sondern sieben Monate Elternzeit zu nehmen, davon vier unbezahlt. Drei Monate nach der Geburt habe ich abgestillt, um wieder mit der Einnahme des Hormonblockers beginnen zu können, da dieser über die Muttermilch an das Baby weitergegeben wird und die Auswirkungen unklar sind. Ich bin daher der Empfehlung gefolgt, erst nach dem Abstillen wieder mit der Behandlung fortzufahren. Dennoch wollte ich gerne weiterhin Muttermilch geben, nicht zuletzt aufgrund des hohen gesellschaftlichen Drucks zu stillen. Wir hatten uns schon vor der Geburt über Muttermilchbanken in unserem Gastland informiert, uns aber aufgrund der immensen Kosten (umgerechnet ca. 10 EUR für 100 ml aufgrund der umfangreichen Tests, die mit der Milch durchgeführt werden) dagegen entschieden. Auf der Geburtsstation hatte ich dann aber eine Krankenschwester kennengelernt, die zwei Babys adoptiert hatte und diese bis zum ersten Lebensjahr ausschließlich durch gespendete Muttermilch ernährt hat. Sie gab mir Links zu Facebook-Gruppen und Telefonnummern von Hebammen, die meist wissen, welche Mütter sehr viel Muttermilch produzieren. Viele dieser Mütter spenden kostenlos die überschüssige Milch und wollen im Gegenzug häufig nur Muttermilchbeutel oder Ersatzteile für die Milchpumpe. Einem Baby private Muttermilchspenden zu geben, ist nicht ganz risikofrei. So kann man nicht überprüfen, wie sich die Spenderinnen ernähren oder was sie an Medikamenten zu sich nehmen. Auch können verschiedene Infektionskrankheiten über die Muttermilch weitergegeben werden. Da aber die meisten Infektionskrankheiten vor der Geburt standardmäßig getestet werden und die Spenderinnen keinen monetären Anreiz haben, minderwertige Milch zu spenden, haben wir uns für diese Option entschieden. Wir haben damit sehr positive Erfahrungen gemacht. Wir hatten die meiste Zeit über drei permanente Spenderinnen, zu denen wir Vertrauen aufbauten, und die die letzten Zweifel an der Spendermilch beseitigten. So konnte ich bis zum 11 Monat fast ausschließlich Muttermilch geben und bin den Spenderinnen dafür sehr dankbar. Auch sind wir sehr dankbar, dass wir beide gesund sind, und durch die Hilfe von IVF zwei wunderbare, gesunde Kinder haben. Es war ein langer, steiniger Weg, aber wir hatten auch viel Unterstützung von Familie und Freunden. Mir hat zum einen der Gedanke viel Kraft gegeben, dass alles, was nach einer erfolgreich behandelten Krebserkrankung kommt, eine zweite Chance ist. Viele Patienten, die ich im Krankenhaus kennengelernt habe, haben diese zweite Chance nicht bekommen. Zum anderen hat mich der Gedanke getröstet, dass viele Paare aus anderen Gründen Fertilitätsprobleme haben und so habe ich viele Erfahrungsberichte gelesen und mich mit Betroffenen ausgetauscht.

In der letzten Phase unserer Kinderwunschreise beschäftigen wir uns nun mit der Frage, was wir mit den restlichen, gefrorenen Embryonen machen. Wir sind mit zwei Kindern sehr eingespannt, und ich möchte nicht noch einmal den langen, schwierigen und für mich auch gefährlichen Weg einer Schwangerschaft auf mich nehmen. Es gibt die Optionen, die Embryos für Forschungszwecke zu spenden oder vernichten zu lassen. In unserem Gastland – ähnlich wie in Deutschland – gibt es zusätzlich die Möglichkeit, die Embryos an Familien oder Alleinerziehende zu spenden. Wir haben uns für diese Option entschieden und uns an eine Embryo-Adoptionsagentur gewendet, die nun eine passende Familie sucht. Wir wünschen uns, dass wir so helfen können, einer Familie oder alleinerziehenden Person den Kinderwunsch zu erfüllen. Es ist natürlich nicht garantiert, dass aus den Embryonen auch ein Baby oder Babys werden. Jedoch wäre es schön, jemandem dieses Geschenk zu machen. Andererseits ist uns der Gedanke etwas befremdlich, wenn biologische Kinder von uns und biologische Geschwister unserer Kinder bei „fremden" Leuten aufwachsen. Wie würden wir reagieren, wenn wir nicht mit den Werten und Erziehungsmethoden der Adoptionsfamilie einverstanden sind? Daher haben wir uns für eine offene Adoption entschieden, bei der vorab Profile erstellt und ausgetauscht werden können, sodass beide Seiten einen Eindruck vom Gegenüber bekommen, bevor eine endgültige Entscheidung getroffen wird. Falls die Embryonen sich entwickeln, wünschen wir uns Kontakt zur Adoptionsfamilie, was Teil unseres Suchprofils ist. Wie sich dieser dann ausgestaltet, ist wie in jeder Beziehung natürlich nicht vorhersagbar, aber die gegenseitige Bereitschaft dazu war uns wichtig.

9.4 Der Weg zu meinem Wunschkind durch Becherspende

(Stefanie, 42 Jahre, Aachen)

Mein heute dreijähriger Sohn ist so sehr Wunschkind, wie es kaum mehr geht. Ich hatte schon immer einen Kinderwunsch und Kinder gehörten ganz selbstverständlich zu meinem Lebensentwurf dazu. Mit den Partnerschaften wollte es allerdings nicht so klappen, woraufhin ich irgendwann zunächst im Spaß anfing zu sagen, dass ich dann eben Partnerschaft und Kind voneinander trennen muss. Richtig konkret wurde das aber erst, als 2014 wieder eine hoffnungsvolle Partnerschaft in die Brüche ging, und mir meine Mutter einen Artikel aus der ZEIT ausschnitt, der über eine Singlemutter berichtete, die ihr Kind mithilfe einer Samenspende in Dänemark bekommen hat. Dass meine Mutter mir diesen Artikel gab, war ein bisschen wie eine Legitimation für mich, dass auch ich diesen Weg gehen „darf". Vor allem aber war in diesem Artikel ein deutschlandweites Internetforum für Singlefrauen mit Kinderwunsch erwähnt.

Ich war zu diesem Zeitpunkt 38 Jahre alt und meldete mich sofort in dem Forum an. Ein Aufnahmetelefonat garantierte, dass wirklich nur Singlefrauen mit ernst gemeintem Kinderwunsch oder bereits vorhandenem Kind aufgenommen werden. Dieses erste Telefonat mit einer anderen Singlemutter fand ich unglaublich erleichternd, denn sie schien so normal und unkompliziert und überhaupt nicht wie mein Klischee einer gescheiterten, beziehungsunfähigen oder sonst wie verqueren Frau. Der Austausch über Sorgen oder auch praktische Aspekte mit Gleichgesinnten in dem Forum waren für mich wie ein weiterer Befreiungsschlag. Die letzte Gewissheit gab mir schließlich ein regionales Forumstreffen in Berlin, bei dem ich auf 30 glückliche Mütter und angehende Mütter und fast genauso viele glückliche Kinder traf. Vor allem letztere überzeugten mich davon, dass mein zukünftiges Kind nicht zwangsläufig Schaden davon trägt, wenn ich es allein bekomme. Außerdem offenbarte das Treffen die Vielfalt unter Singlemüttern: Erzieherinnen und Anwältinnen, Mitte zwanzig und Anfang vierzig; Mütter mit Zwillingen oder mit bis zu vier Kindern; viele gesund, manche gehandicapt. Frauen, die heute mit ihrem Spender ein Paar sind oder in der Schwangerschaft plötzlich ihrem Traummann oder ihrer Traumfrau begegneten. Ihre Wege zur Singlemutter waren vielfältig: Das reichte von In – oder Auslandsadoption, Pflegemutterschaft und Co-Elternschaft über private Samenspende und ärztlich assistierte Samenspende in Deutschland oder Eizellspende im Ausland.

Für mich war relativ schnell klar, dass ich mithilfe eines privaten Spenders schwanger werden möchte, denn mir war unglaublich wichtig, dass ich den Vater meines Kindes wenigstens einmal gesehen habe. Ich wollte sichergehen, dass er mir sympathisch ist und wollte in der Lage sein, später auch Eigenschaften von ihm in meinem Kind zu erkennen. Und vor allem wollte ich, dass mein Kind ihn treffen kann, sobald es das Bedürfnis danach hat. Nur wie findet man so einen Spender? Ich suchte zunächst in meinem Freundeskreis, da ich somit den zukünftigen Vater schon etwas besser kennen und einschätzen könnte. So fragte ich als erstes einen alleinstehenden, homosexuellen Bekannten, von dessen Kinderwunsch ich wusste. Er war natürlich überrascht über meine Frage, ob er sich vorstellen könne, mit mir ein Kind zu bekommen, aber fasste sie als großes Kompliment und Vertrauensbeweis auf. Er lehnte allerdings ab, da er noch recht jung war und mit Kindern noch warten wollte. Weil es keinen weiteren potenziellen Vater in meinem Bekanntenkreis gab, meldete ich mich auf der Internetseite „familyship“ an, auf der sich Eltern finden können, die den Weg der Co-Elternschaft oder Samenspende gehen wollen. Es gibt noch etliche weitere Plattformen, aber diese schien mir am seriösesten zu sein.

Die Online-Suche nach einem Spender fühlte sich wie „Daten“ an, aber es funktioniert ja auch fast genauso. Ich weiß noch, wie unglaublich aufgeregt ich vor dem ersten Treffen mit dem Spender war, der mir nach einem kurzen Mail-Wechsel passend erschien. Wir hatten uns in einem Café im Bahnhof verabredet, und ich hatte das Gefühl, fast ohnmächtig zu werden, als ich dort wartete und mich bei jedem eintretenden Mann fragte, ob „er“ es ist. Der Mann, der es dann war, wirkte auf mich sofort sympathisch. Auch bei den Spendern hatte ich zunächst mit dem Schlimmsten gerechnet und befürchtet, dass das ganz seltsame Typen sind. Mein erster Spender war Akademiker und fünffacher Familienvater, und seine Frau wusste von seiner Spendertätigkeit, die damit begonnen hatte, dass er einem befreundeten Paar half. Er wollte – wie später auch mein zweiter Spender – nichts für seine Spende haben und nicht einmal die Fahrtkosten von mir ersetzt bekommen. Und ebenso wie mein zweiter Spender wollte er mir überlassen, ob und inwieweit das Kind später Kontakt zu ihm haben soll. Bei seinen vier bereits existierenden Spenderkindern reichte der Kontakt von kaum existent bis zu regelmäßigen Familientreffen der Halbgeschwister.

Unter Singlemüttern spricht man deshalb auch von „Spender mit Onkelfunktion“, korrekter wäre: „Spender mit Kontaktmöglichkeit“, denn es bedeutet, dass der Spender offen für ein späteres Treffen mit dem Kind ist. Die Mutter sorgt jedoch – insbesondere finanziell – allein für das Kind. In der Regel wird der Spender nicht einmal in der Geburtsurkunde erwähnt, da es in Deutschland im Gegensatz zu anderen Ländern rechtmäßig noch nicht die Kategorie des Spenders gibt, sondern der Spender automatisch als Vater gilt und somit Unterhaltspflicht und Sorgerecht hätte. Es ist daher auf beiden Seiten großes Vertrauen nötig, dass die Mutter den Spender nicht finanziell belangen, und der Spender nicht das Sorgerecht einfordern wird. Ich fand es gut, dass meine Spender bereits mehrere Spenderkinder hatten und dadurch schon wussten, worauf sie sich einlassen. Auch die Gefahr, dass nach der Geburt des Kindes plötzlich *alles anders sein könnte,* schien mir dadurch geringer zu sein, als wenn mein Kind sein erstes wäre. Eine weitere Grundvoraussetzung bei der Spendersuche war für mich, dass er „Becherspende" macht. Damit konnte ich sicher sein, dass nicht Sex das Motiv für die Spende ist. Völlig selbstverständlich ist außerdem bei allen Spendern, dass sie aktuelle Gesundheitszeugnisse im Hinblick auf ansteckende Krankheiten vorlegen.

Doch zurück zum wirklich netten ersten Kaffeetrinken, an dessen Ende wir verabredeten, beide den ersten Eindruck sacken zu lassen und uns dann zu sagen, ob wir es uns miteinander vorstellen können. Wir konnten es, und beim Telefonat einige Tage später vereinbarten wir den „ersten Versuch". Ich hatte zu diesem Zeitpunkt meinen Zyklus schon länger mit Temperaturmessung und LH-Tests beobachtet, um genau zu wissen, wann mein Eisprung stattfindet. Außerdem hatte ich bei einem Kinderwunscharzt abgeklärt, ob im Hinblick auf meine Hormonwerte alles in Ordnung ist. Meine Frauenärztin hatte mich angesichts meines Alters direkt dorthin überwiesen, als ich ihr gesagt habe, dass ich schwanger werden will. Dass mein „Partner" nur mein „Partner in Sachen Kinderwunsch" ist, ließ ich bei beiden Ärzten offen. Obwohl entgegen hartnäckigen Gerüchten von rechtlicher Seite nichts dagegen spricht, dass deutsche Ärzte auch Singlefrauen bei der Umsetzung ihres Kinderwunsches unterstützen, haben leider viele Ärzte noch Vorbehalte.

Und nicht zuletzt hatte ich damit begonnen, das Einführen einer Inseminationskappe zu üben. Viele Frauen spritzen sich das Sperma einfach in die Scheide, aber mir erschien es mit einer Kappe sicherer, weil die Spermien damit direkt vor dem Muttermund platziert werden und sich in die richtige Richtung bewegen können. Das Einsetzen erfordert jedoch etwas Geschicklichkeit und Übung, damit es dann auch im Ernstfall – mit vor Aufregung zitternden Händen – reibungslos funktioniert.

Mein Spender war zum Glück zeitlich recht flexibel, da er selbst in Elternzeit war. So konnte ich ihm zunächst grob sagen, wann der Versuch stattfinden sollte, und dann kurzfristig den genauen Termin nennen. Er kam zu mir nach Hause, weil ich das für mich am bequemsten fand. Die Situation war wirklich surreal. Wir tranken zunächst erst einmal wieder nett miteinander Kaffee, bevor er ins Nebenzimmer verschwand. Dann übergab er mir die kostbare Ware in einem Urinbecher, den ich vorher in der Apotheke besorgt hatte. Damit sie schnell an ihren Bestimmungsort konnte, verabschiedete er sich danach sofort. Es war schon komisch, sich das Sperma, das man normalerweise ja nicht zu Gesicht bekommt, einzuführen. Aber zum Glück klappte alles gut, und kurze Zeit später stand ich am Fenster und hatte Schmetterlinge im Bauch bei dem Gedanken, dass ich vielleicht schon schwanger bin. Der Test zwei Wochen später fiel jedoch negativ aus, sodass wir gleich für den nächsten Zyklus einen zweiten Versuch verabredeten. Diesmal brachte der Spender seinen einjährigen Sohn mit, was die Situation noch verrückter, aber auch sehr entspannt machte. Auch dieser Versuch blieb ohne Erfolg. Im nächsten Zyklus hatte ich keine Zeit für ein Treffen, und irgendwie stimmte mein Bauchgefühl bei diesem Spender dann auch nicht mehr. Hinzu kam, dass ich zeitgleich einen sehr sympathischen homosexuellen Mann in meiner Heimatstadt kennenlernte, der mir sofort wie der ideale Co-Vater erschien. Also nahm ich all meinen Mut zusammen und fragte ihn, ob er sich eine Co-Elternschaft mit mir vorstellen könne. Er war völlig begeistert von der Idee, und wir beschlossen, uns einige Monate Zeit zu nehmen, um alles genau zu besprechen und planen zu können. Wir waren uns in vielen Punkten sehr einig und strebten an, dass unser zukünftiges gemeinsames Kind seinen Lebensmittelpunkt bei mir haben, ihn aber regelmäßig sehen würde. Mir kam diese Konstellation zu dem Zeitpunkt noch idealer vor als ein Spender mit Kontaktmöglichkeit, wobei ich mir eine Co-Elternschaft wirklich nur mit diesem einen Freund vorstellen konnte. Als wir allerdings nach sechs Monaten mit den ersten Versuchen beginnen wollten, bekam er es mit der Angst zu tun. Konkret hatte er Angst, dass ich ihm das Kind wegnehmen könnte. Er wusste selbst, dass seine Angst irrational war, aber ich konnte sie ihm nicht nehmen. Da ich nicht länger warten wollte, gaben wir schweren Herzens unsere gemeinsamen Pläne auf.

Nun fing bei mir wieder alles von vorne an, und ich brauchte einen neuen Spender. In meiner Notlage sprach mich eine befreundete Singlemutter aus dem Forum an, ob sie ihren Spender einmal fragen soll, ob er auch für mich spenden würde. Dieses Angebot nahm ich gern an, denn durch ihre damals sechsjährige Tochter konnte ich quasi ein wenig in die Zukunft sehen, und umgekehrt hatte natürlich auch ich beim Spender einen Vertrauensvorschuss, weil es über die Freundin lief. So gab es erneut ein spannendes erstes Treffen, wieder in einem Café. Und was soll ich sagen: Dieser Spender war mir noch sympathischer als der erste – vielleicht auch weil er mich sehr an einen guten Jugendfreund und auch ein bisschen an meinen Vater erinnerte. Der erste Versuch fand noch am selben Tag direkt im Anschluss an den Kaffeebesuch bei mir zu Hause statt.

Da der Kinderwunscharzt gesagt hatte, dass es durchaus ein bisschen dauern kann, bis ich schwanger werde, und ich andere Frauen aus dem Forum vor Augen hatte, die unzählige Versuche benötigten, verlor ich meinen Optimismus auch nach dem dritten gescheiterten Versuch nicht. Zum Zeitpunkt des nächsten Eisprungs war ich krank, aber in den beiden darauffolgenden Zyklen startete ich zwei weitere Versuche mit dem neuen Spender. Mein Bauchgefühl blieb bei ihm weiterhin sehr gut, und die Treffen mit ihm waren ausgesprochen nett.

Wir gestalteten es nun so, dass wir uns jeweils in einer Stadt trafen, die auf unserer beider Reiseweg lag. Auch wenn ich von anderen Frauen weiß, die erfolgreich im Auto, im Wald oder auf der Toilette eines Restaurants inseminiert haben, buchte ich lieber ein Hotelzimmer. Dort wartete ich nachmittags auf den Spender, ging mit ihm erst mal einen Kaffee trinken und überließ ihm dann das Zimmer, während ich aufgeregt in der Lobby wartete. Er hinterließ mir sein Gut in einem Becher im Badezimmer, bevor er sich wieder auf den Weg machte. Ich konnte es mir dann im Zimmer bequem machen, und lediglich das Auschecken am selben Abend mit einem gemurmelten „wichtiger Termin dazwischen gekommen…" war mir etwas unangenehm, aber das Hotelpersonal scheint da offenbar ganz andere Dinge gewöhnt zu sein.

Der dritte Versuch mit dem neuen Spender fand auf der Rückreise von der Hochzeit meiner besten Freundin statt. Ich werde das Datum ihres Hochzeitstags nie vergessen, denn der Versuch einen Tag später war erfolgreich und ist für mich heute so etwas wie der zweite Geburtstag meines Sohnes. Zu dem Zeitpunkt wusste ich das natürlich noch nicht, sondern erst 14 Tage später mit dem positiven Schwangerschaftstest. In solchen Momenten ist es manchmal schade, dass ich niemanden direkt an meiner Seite habe, der sich genauso freut wie ich. Aber ich hatte schon sehr früh auf meinem Kinderwunschweg meine Schwester – die auch bei der Geburt dabei war –, meine Eltern und meine Freunde eingeweiht, und sie freuten sich nun mit mir. Zum Glück habe ich kaum jemanden getroffen, der meiner Entscheidung, allein ein Kind zu bekommen, negativ gegenüberstand. Alle konnten es gut nachvollziehen und trauten mir eine Singlemutterschaft absolut zu.

Seit der Geburt ist die Entstehung meines Sohnes interessanterweise fast gar kein Thema mehr, sondern alle, die mich neu kennenlernen, halten mich für eine „normale" Alleinerziehende und fragen in der Regel nicht weiter nach. Nur in engeren Freundschaften kommt meist irgendwann die Frage nach dem Vater, die ich stets ehrlich beantworte. Für meinen Sohn hat es bisher auch noch keine Bedeutung. Von anderen Singlemüttern weiß ich allerdings, dass es bei vielen spätestens mit Eintritt der Pubertät ein Thema wird. Bei manchen Spenderkindern spielt es eine größere Rolle, bei anderen eine geringe Rolle. Alle Singlemütter, die ich kenne, sind sich jedoch darüber einig, dass es ein absolutes Muss ist, den Kindern gegenüber von Anfang an ehrlich zu sein und altersgerecht die Fragen zu ihrer Entstehung zu beantworten. Ich kann also nur darauf vertrauen, dass mein Sohn verstehen wird, wie sehr ich ihn wollte, und dass dies der Grund war, weshalb ich diesen Weg gegangen bin.

9.5 Kinderwunschbehandlung in Prag

(Maja, 37 Jahre, Düsseldorf)

Nachdem die ersten Freunde und Bekannten Kinder bekamen, wurde das Thema für uns langsam konkreter, und wir entschieden uns, es nun in Angriff zu nehmen und auf eine Verhütung zu verzichten.

Da bei all unseren Freunden relativ schnell eine Schwangerschaft eingetreten war, blieben wir zunächst ganz entspannt. Auch als nach einem halben Jahr immer noch kein positives Ergebnis eintrat, kamen die üblichen Hilfsmittel wie der Ovulationskalender zur Messung der fruchtbaren Tage zum Einsatz. Alle beruhigten uns mit den Worten: „Es dauert eben manchmal etwas". Meine Gynäkologin sah mich ebenfalls etwas schief an, stimmte aber zu, eine Blutuntersuchung und einen Ultraschall durchzuführen. Natürlich war alles unauffällig. Mein Mann stimmte ebenfalls zu, sich der Vollständigkeit halber untersuchen zu lassen.

Als der Brief vom Urologen kam, war ich zufällig allein zu Hause und machte ihn nebenbei auf. Ich fiel aus allen Wolken! Komplette Azoospermie, also kein Spermium vorhanden. Im Brief wurde auch erwähnt, dass keine Schwangerschaft erfolgen könne und auch keine künstliche Befruchtung, da ja kein Spermium im Ejakulat vorhanden war. Wir waren fassungslos!

Ein paar Tage später saßen wir nach dem Kontroll-Spermiogramm beim Urologen. Dieser erzählte uns freudig, dass die zweite Spermaprobe zwar nicht viel besser gewesen sei, aber es hätte ein einzelnes Spermium existiert. Zwar nicht funktionstüchtig, aber nun hätten wir die kleine Chance, dass mit einer ambulanten Operation direkt aus dem Hoden gegebenenfalls weitere Spermien entnommen werden könnten. Mein Mann willigte sofort ein.

Mittlerweile wussten die engen Freunde von unserer Situation, auch welche geringen Chancen wir auf eine Schwangerschaft hatten. Dies ist ein schwieriger Punkt, denn mit wem redet man über so eine Diagnose? Alles für sich zu behalten ist definitiv der falsche Weg. Uns hat es sehr geholfen, mit guten Freunden ganz offen darüber zu reden. Vor allem die Freunde mit kleinen Babys wussten nicht genau, wie sie sich uns gegenüber verhalten sollten. Unsere Offenheit hat diese Situation etwas erleichtert, allerdings konnte ich ehrlich gesagt zu dieser Zeit Schwangere und Babys ohnehin nicht um mich haben. Ich konnte es einfach nicht ertragen.

Am Tag der ambulanten OP meldete ich mich krank, um dabei sein zu können. Man muss sagen, dass der Urologe und das Praxisteam unglaublich nett waren und wir uns trotz der für uns schrecklichen Situation gut aufgehoben fühlten. Nachdem der Urologe das Material gewonnen hatte, schaute er es sich direkt unter dem Mikroskop an – und siehe da, wir hatten Spermien!

Das war der erste große Erfolgsschritt! Der Arzt machte uns aber direkt darauf aufmerksam, dass nur eine ICSI für uns infrage käme, keine IVF. Er bereitete uns auch darauf vor, dass die Spermien wahrscheinlich von zu schlechter Qualität seien und es fraglich ist, ob es überhaupt zu einer Befruchtung kommen würde. Nach dem Gespräch waren wir wieder am Boden zerstört. Im weiteren Verlauf erfuhren wir, dass es eventuell eine Möglichkeit gäbe, unsere Chancen auf eine Schwangerschaft zu erhöhen. Leider ist das Embryonenschutzgesetz in Deutschland deutlich strenger als in vielen anderen europäischen Ländern. Wir wurden dahin gehend beraten, dass die Durchführung einer Präimplantationsdiagnostik (PID) unsere Chance auf einen gesunden Embryo verbessern könnte. Ich bin diesem Arzt heute noch sehr dankbar, dass er uns diesen Weg aufgezeigt hat, obwohl das Verfahren in Deutschland nicht erlaubt ist. Er überwies uns zu einem gynäkologischen Kollegen, der mit einer Klinik in Prag kooperierte. Der Gynäkologe wies uns noch mal darauf hin, dass auch eine PID keine Garantie für gesunde Kinder sei und wir aufgrund der eventuell schlechten Spermienqualität schlechte Voraussetzungen mitbringen würden. Trotzdem wollten wir alles versuchen. Er übernahm den gynäkologischen Teil, leitete die Stimulation ein und organisierte alles mit den Kollegen in Prag.

Die Kosten für die Medikamente für die Stimulation und die ICSI im Ausland wurden von unserer Krankenkasse übernommen. Die PID natürlich nicht.

Das tiefgefrorene Sperma ging per Kurier mit notariell beglaubigten Dokumenten in die dortige Klinik. Am Tag des Eisprungs flogen mein Mann und ich nach Prag. Die Betreuung war großartig. Wir wurden am Flughafen von einem Fahrer abgeholt und direkt in die Klinik gefahren, wo wir ein Zimmer bekamen. Die Klinik war sauber, sehr professionell, und alle waren sehr freundlich. Am nächsten Tag erfolgte die Eizellentnahme in einer kurzen Vollnarkose. Alle Mitarbeiter waren sehr nett und ich habe es nicht als schlimm empfunden. Während der ganzen Zeit wurden wir von einer deutschsprachigen Mitarbeiterin betreut, alle anderen sprachen englisch.

Ein Fahrdienst brachte uns kurz nach dem Eingriff in unser Hotel in Prag. Falls es zur Befruchtung kommen würde, würden die Embryonen 6 Tage beobachtet werden und dann im Rahmen der Präimplantationsdiagnostik auf viele gängige Chromosomenstörungen untersucht werden. Nach 6 Tagen würde ein Transfer stattfinden, sofern es gesunde Embryonen gäbe. Die Mitarbeiterin versprach uns, täglich eine E-Mail mit dem aktuellen Status zu schicken. Wir hatten nun einige Tage in Prag, um uns diese schöne Stadt anzuschauen. Eigentlich toll, nur kreisten unsere Gedanken natürlich um ein einziges Thema, und ständig kontrollierten wir unser E-Mail-Fach. Leider hatte ich nach der Eizellpunktion vermehrt Schmerzen, sodass Spaziergänge nur eingeschränkt möglich waren.

Am 2. Tag bekamen wir die erste E-Mail: Es waren 10 gute Embryonen! Wir konnten es nicht fassen! 10 Embryonen, die alle in Deutschland als gut befunden und transferiert worden wären.

Am nächsten Tag waren es nur noch 9, dann 8 – und so ging es weiter….

Am letzten Tag waren nur noch 2 Embryonen übrig, einer von sehr guter, der andere von guter Qualität, aber beide genetisch unauffällig. Alle anderen Embryonen hatten verschiedenste Chromosomenstörungen, auch solche, die erst im Laufe der Schwangerschaft festgestellt werden würden und dann zum Abbruch geführt hätten. Als wir das so schwarz auf weiß vor uns sahen, wurde uns schon etwas anders.

Wir entschieden uns, beide Embryonen transferieren zu lassen. Der Transfer ist wie eine Ultraschall-Untersuchung und nicht schmerzhaft. Man konnte sogar auf dem Monitor sehen, wie die Embryonen in der Gebärmutter platziert wurden.

Jetzt hieß es warten, wie nach einem Eisprung bis zum Ende des Zyklus. Für eine Verbesserung der Einnistung sollte ich einige Medikamente nehmen, alles Weitere musste man abwarten. Ungefähr zwei Wochen nach dem Transfer waren wir zur Blutabnahme beim Gynäkologen. Er kam mit dem Befund herein und gratulierte uns. Wir konnten es nicht glauben! Trotz der schlechten Voraussetzungen hatte alles beim ersten Mal geklappt, vermutlich auch deshalb, weil wir aufgrund der PID gezielt die „gesunden" Embryonen verwenden konnten.

Nach einigen Ultraschallterminen stand fest: Ein Herzschlag! Ein Embryo hatte sich eingenistet, der andere nicht. Die weitere Schwangerschaft wurde geführt wie eine normale Schwangerschaft. Leider hatte ich in der 24. SSW eine Eierstockdrehung, was nach einer Eierstockstimulation eine seltene, aber mögliche Nebenwirkung sein kann. Der Eierstock wurde komplikationslos operiert, und alles war wieder in Ordnung, dem Kind ging es gut. Einige Monate später kam unser Sohn zur Welt, ein kleines bisschen früher, aber gesund und munter! Wir waren sehr froh, dass wir all diese Strapazen auf uns genommen hatten!

Nach einigen Jahren kam der Wunsch nach einem zweiten Kind. Alle hielten uns für verrückt – nach der Vorgeschichte, das klappt doch nie ein zweites Mal! In dem Punkt waren wir uns auch nicht sicher, doch dieses Mal konnten wir entspannt an die Sache heran gehen. Wenn es nicht klappen würde, dann wäre das sehr schade, aber irgendwie hätten wir damit gut leben können. Wir hatten schließlich ein gesundes Kind und sind dafür sehr dankbar! Zum Glück war noch tiefgefrorenes Sperma von uns in Prag vorrätig. Also musste ich nur noch mal eine Stimulation durchführen lassen.

Diesmal bot die Klinik uns eine verbesserte Untersuchungsmethode an, bei der neben numerischen Chromosomenauffälligkeiten auch strukturelle Defekte an den Chromosomen erkannt werden können. Diese Untersuchung würde allerdings einige Wochen in Anspruch nehmen, sodass der Transfer erst in einem späteren Zyklus erfolgen würde.

Wir flogen also nach Prag zur Eizellentnahme und am nächsten Tag wieder nach Hause. Diesmal hatten wir acht Embryonen, an denen in den nächsten Wochen die Testung erfolgen würde. Diese Wartephase war schlimm, da es sieben Wochen dauerte und es kein anderes Thema für uns gab.

Und dann die glückliche Nachricht: Es waren zwei Embryonen übrig geblieben. Sie schienen beide gut zu sein, aber einer von beiden wies einige Unregelmäßigkeiten in der Testung auf. Da mein Mann und ich im Vorfeld bereits besprochen hatte, dass wir definitiv nur einen Embryo nehmen, waren wir mit dem Ergebnis sehr zufrieden. Bei den anderen Embryonen waren auch dieses Mal wieder die unterschiedlichsten Chromosomenstörungen gefunden worden. Diesmal wurde der Embryo im normalen Zyklus eingesetzt. Ich flog morgens nach Prag und abends wieder zurück. Ich muss sagen, dass das deutlich angenehmer war, als direkt im Zyklus der Stimulation. Ich hatte viel weniger Beschwerden, als bei der ersten Kinderwunschbehandlung. Wir gehörten zu den überglücklichen Paaren, bei denen es auch beim zweiten Mal direkt zu einer Schwangerschaft führte, und neun Monate später wurde unser zweiter Sohn geboren.

Wir sind unglaublich dankbar für die Möglichkeit der erweiterten Embryonentestung im Ausland. Gerade für Paare wie uns mit schlechten Voraussetzungen sehen wir darin eine große Chance. Vielleicht wird sich irgendwann auch in Deutschland das Gesetz ändern und damit weiteren Paaren mit unerfülltem Kinderwunsch eine neue Perspektive gegeben.

9.6 Eizellspende – kann das der richtige Weg für uns sein?

(Claudia, 38 Jahre, Köln)

Zwei Jahre waren mein Mann und ich ein Paar, als wir uns dazu entschlossen, die Familienplanung anzugehen. Wir versuchten es daraufhin ein Jahr lang vergebens, rechneten fruchtbare Tage aus und kontaktierten meine Frauenärztin, die den unerfüllten Kinderwunsch mit meiner fordernden Arzttätigkeit und dem Schichtdienst erklärte. Nachdem ich wiederholt Zyklen zwischen zwanzig und vierzig Tagen beobachten konnte, der Zeitpunkt des Eisprungs von mir nicht eindeutig festzustellen war und meine Unruhe zunahm, bestand ich auf eine Hormonuntersuchung bei meiner Gynäkologin, die meinen Fall immer noch leichtfertig abtat. Im Anschluss bekam ich lediglich einen Brief nach Hause geschickt, mit dem ich mich alleine auseinandersetzen durfte: Mein Anti-Müller-Hormon war nicht mehr messbar, und auch die anderen Hormonwerte lagen weit außerhalb des Normbereichs für eine fruchtbare Frau. Die Frauenärztin tat das Ergebnis weiterhin als „Tagesschwankung" ab, verschrieb mir einige Monate Clomifen und überwies uns erst nach einer weiteren, ebenso ernüchternden Laborkontrolle an ein Kinderwunschzentrum. Dort wurde ich, während mein Mann noch das Auto parkte, ebenso wenig empathisch empfangen und mit den Worten abgespeist: „Was wollen Sie denn hier mit diesen Werten? Für Sie gibt es in Deutschland keine Option, das sollten Sie als Ärztin eigentlich wissen". Im Ausland gäbe es möglicherweise andere Behandlungsprotokolle, die mit extrem hohen Hormongaben noch etwas bewirken könnten. Wir holten uns innerhalb weniger Tage eine zweite Meinung ein, aber auch die machte das Ergebnis nicht besser. Meine Eizellreserve hatte sich vorzeitig erschöpft, sodass ich keine springenden Eizellen mehr produzierte. Ich war zu dem Zeitpunkt gerade 35 Jahre alt geworden. Die Gewissheit, dass ich keine Kinder zeugen konnte, traf mich mit voller Wucht. Normalerweise bin ich ein hoch strukturierter, lösungsorientierter und zielorientierter Mensch. In den Wochen nach der Diagnoseeröffnung fühlte ich mich aber unglaublich leer, traurig, mutlos und ohne Kontrolle über mich, meinen Körper und unseren Lebensplan. Die Angst, dass mein Mann mich aufgrund meiner Unfruchtbarkeit verlassen könnte, war ebenso präsent wie mein Gedanke daran, dass ich mit einem unfruchtbaren Mann möglicherweise nicht ein Leben lang ohne Kinder hätte glücklich sein können. Mein Mann war mir in dieser Zeit eine unglaubliche Stütze. Während ich eher wortlos und handlungsunfähig der Situation und Diagnose gegenüberstand, gelang es ihm, immer wieder das Gespräch zu suchen, die richtigen Worte zu wählen und mir Mut zu machen. Er suchte zuversichtlich nach Lösungen und schien von Anfang an sicher, dass wir in nicht allzu langer Zeit Eltern würden. Meine Sorge, „nie richtige Mama sein zu können",entkräftete er mit Sätzen wie: „Für mich und die Kinder wirst Du immer „die Mama" sein, unabhängig davon, ob ein Kind durch eine Eizellspende oder eine Adoption in unsere Familie kommt." Insbesondere ließ er aber keine Zweifel daran, dass meine Unfruchtbarkeit irgendetwas an seiner Liebe zu mir oder unserer Partnerschaft ändere. Und das war so unendlich wichtig für mich, mein Selbstwertgefühl und Selbstvertrauen.

Während ich mich in den nächsten Monaten in meine Arbeit stürzte, unterzog ich mich zeitgleich etwas halbherzig einer alternativen Kinderwunschbehandlung durch einen bekannten Arzt und Heilpraktiker. Er versprach mir keine Wunder, doch erörterte er eine mögliche Option mittels einer Hochdosis-Kortisontherapie in Kombination mit Akupunktur, TCM und chinesischer Phytotherapie. Die unerwünschten Nebenwirkungen der Cortisontherapie und möglicherweise meine fehlende innere Ruhe und Zuversicht für einen solchen Therapieansatz ließen mich die Therapie frühzeitig abbrechen. Mein Ehemann präsentierte mir währenddessen unermüdlich seine Recherchen zum Thema Eizellspende und Adoptionsverfahren sowie entsprechende Bewerbungsmodalitäten. Er nahm mir meine diffusen Ängste, machte mir aber andererseits auch bewusst, dass wir keine Zeit zu verlieren hätten und brachte mich schließlich dazu, nach vorne zu schauen und aus meiner Lethargie zu erwachen. Im Rahmen meiner Arbeit als Ärztin in einer Kinderklinik sah ich immer wieder Kinder, die von ihren Eltern abgegeben wurden und neue Eltern suchten. Das Thema Adoption oder Annahme eines Pflegekindes war somit nicht fremd für mich und ich stand dem prinzipiell positiv gegebenüber.

Der Gedanke an eine Eizellspende jedoch war für mich fremd und angstbehaftet. Oberflächliche Gedanken und wirre Ängste kreisten in meinem Kopf. Wie sollte man z. B. in Spanien eine Spenderin finden, die mir optisch auch nur annähernd ähnlich sah und zudem mein eher nordisches Temperament teilte? Mit meinen blauen Augen und meinen blonden Haaren war die Vorstellung und der Gedanke an eine junge, hochattraktive und temperamentvolle Spanierin, die meinem Mann möglicherweise besser gefiel als ich ihm, schwer erträglich. Würden nicht Bekannte oder Nachbarn bei dem Anblick eines, zum Beispiel südländisch aussehenden Kindes darüber spekulieren, ich hätte meinen Ehemann betrogen?

Eine Eizellspende z. B. in Holland, Dänemark, Schweden und Norwegen war aus dem Grunde unwahrscheinlich, da hier nahezu ausschließlich an eigene Staatsbürger vermittelt wird und das Angebot an Eizellspenden sehr gering ist. In den USA gibt es zwar die Option einer von uns präferierten sogenannten „open identity egg donation", jedoch kann die Spenderin anhand von Fotos in online-Datenbanken durch betroffene Paare ausgewählt werden, was mir, abgesehen von den extrem hohen Behandlungskosten in den USA, sehr widerstrebte.

Ungefähr vier Monate nach Diagnoseeröffnung entschieden wir uns nach entsprechender Beratung vor Ort schließlich für den Versuch einer Eizellspende in London. Nicht aufgrund der höheren Wahrscheinlichkeit einer optischen oder charakterlichen Übereinstimmung der Spenderin zu mir, sondern aufgrund der Möglichkeit der „open identity egg donation im Rahmen eines egg sharing-Programms". Das bedeutet, dass eine Frau (zwischen 21 und 35 Jahren), die selbst eine Standard-IVF-Behandlung benötigt, sich dazu entscheidet ihre Eizellen mit einer anderen Frau zu teilen, die wie ich keine eigenen oder funktionsfähigen Eizellen produzieren kann. Für ihre Eizellspende erhält die Spenderin ihre eigene Kinderwunsch-Behandlung kostenlos. Da es sich um eine offene Eizellspende handelt, kann das Kind mit 18 Jahren die Identität seiner Spenderin erfahren. Anders formuliert darf das Kind den Namen, das Alter und die zuletzt bekannte Adresse der Spenderin über das sogenannte HFEA-Register erfragen. Ebenso kann das Kind später wissen, ob es noch genetische Halbgeschwister von derselben Eizellspenderin hat.

Für uns war dieser Punkt der Entscheidende in der Auswahl der Klinik und des Landes. Mein Mann und ich sind überzeugt davon, dass ein Kind ein Recht auf ein Wissen über seine vollständige genetische Identität hat und ein offener Umgang betreffend der Entstehung des Kindes wichtig für seine psychosoziale Stabilität ist.

Parallel zu unserer Kontaktaufnahme mit der Klinik in London meldeten wir uns bei einem Adoptionsseminar an, was für uns einen Plan B eröffnete und den Druck herausnahm.

Wir wurden auf die Warteliste der Eizellspende gesetzt, und ca. zehn Monate später im Februar 2016 erhielten wir die Nachricht, dass eine Spenderin gefunden wurde. Ich begann kurz darauf eine Hormonbehandlung in Deutschland, ließ im Skiurlaub die Dicke des Endometriums gynäkologisch kontrollieren und bereitete mich mental auf eine mögliche Schwangerschaft vor. Obwohl in der von uns ausgesuchten Klinik die Spenderinnen sorgfältig ausgewählt und psychologisch betreut werden, war unser erster Anlauf ein harter Rückschlag. Noch während unseres Urlaubs erhielten wir die Nachricht, dass die Spenderin ohne Angaben von Gründen zu dem vereinbarten Ultraschalltermin nicht erschienen sei. Die Klinik zeigte sich sehr bemüht, nahm in den nächsten Wochen immer wieder Kontakt zu der Spenderin auf und bot ihr psychologische Hilfe an, sodass es dann wenige Monate später doch noch zu einer Eizellspende kam. Leider führte der anschließende Transfer bei mir nicht zu einer Schwangerschaft.

Diese Spenderin stand danach aus diversen Gründen nicht mehr zur Verfügung, sodass wir wieder auf die Warteliste gesetzt wurden. Dieses Mal war die Wartezeit deutlich kürzer, sodass wir schon nach wenigen Monaten im August 2016 erneut kontaktiert wurden. Bei unserer zweiten Spenderin konnten sehr viele Eizellen gewonnen und mit dem Samen meines Mannes befruchtet werden, sodass wir nach dem Transfer von zwei Embryonen sogar noch fünf Embryonen im Blastozystenstadium einfrieren lassen konnten. Die Spenderin hat zum selben Zeitpunkt ihre durch ihren Partner befruchteten Embryonen transferiert bekommen und freute sich vermutlich ebenso sehr über das positive Testergebnis, wie ich es tat. Anfangs sah es sogar nach einer Zwillingsanlage aus, aber dann traten Blutungen, ein Plazentahämatom und andere Komplikationen bei mir auf, sodass ich täglich um das Fortbestehen der Schwangerschaft bangte. Es war nur noch ein Herzschlag zu sehen, und die Ärzte schätzten die Situation sehr kritisch ein, sodass ich überwiegend liegen musste. Als Kinderärztin, die täglich Frühgeborene am Leben erhalten muss, war mir die Situation umso bewusster, sodass ich die Tage bis zur Überlebensfähigkeit zählte. Am Ende ging alles gut, und unser Sohn kam termingerecht, kerngesund und munter zur Welt. Gedanken darüber, ob ich das Kind ebenso gut würde annehmen können wie ein Leibliches, waren von Beginn der Schwangerschaft an nicht mehr vorhanden. Weder mein

Ehemann noch unsere Eltern oder Freunde hatten offensichtliche Zweifel daran, dass wir das als Familie meistern werden.

Nach einem guten Jahr wagten wir einen erneuten Versuch in London. Dieses Mal war keine Synchronisation mit der Spenderin erforderlich, da wir noch eingefrorene Embryonen hatten. Auch diesmal hatten wir enormes Glück, sodass unser zweiter Sohn Anfang 2019 geboren wurde. Die Herkunft unserer Kinder ist komplett in den Hintergrund gerückt – wir sind „einfach Eltern".

Wir lieben unsere wundervollen Söhne (inzwischen 24 Monate und 2 Monate alt) aus vollem Herzen, und ihre Herkunft oder genetisches Gut spielt weder für uns noch unsere Familien und Freunde eine Rolle. Mein Mann und ich sind der Spenderin unendlich dankbar für ihre Eizellspende und glücklich mit ihr, dass auch sie in dem Prozess Mama werden konnte. Besonders schön ist der Gedanke, dass unsere Söhne durch erneute Verwendung ihrer Eizellen auch genetisch „richtige" Geschwister sind und somit später gemeinsam auf die Suche nach ihrer genetischen Mutter und Halbgeschwister gehen können, wenn sie es denn möchten.

Im Verlauf des Prozesses von Diagnoseeröffnung bis zum ersten Versuch der Therapie in England war der Gedanke, dass in der Endgültigkeit der Diagnose auch eine Chance liegt, eine unheimliche Unterstützung. So musste ich mich nicht in einen Strudel aus Hoffen, Bangen und einem Marathon an Kinderwunschtherapie mit maximal niedriger Erfolgsrate begeben und konnte ohne Zeitverzögerung nach Alternativen suchen. Das sehe ich heute immer noch so. Ich bin meinem Mann unendlich dankbar dafür, dass er mir mit seiner unerschütterlichen Liebe den für uns richtigen Weg aufgezeigt hat.

9.7 Wir geben nicht auf

(Christine, 37 Jahre, London)

Ich hätte nie damit gerechnet, dass ich Fruchtbarkeitsprobleme haben, oder sogar unfruchtbar sein könnte. Ich wusste schon als Kind, dass ich gerne mal eigene Kinder haben möchte. Als Teenagerin verkündete ich, dass ich mit 26 Jahren heiraten und mit 28 Jahren mein erstes Kind kriegen würde. So sah mein Plan aus, aber dann kam alles anders.

Nachdem mein Mann und ich nach einer wunderschönen Hochzeitsreise zurückgekommen waren, fing ich an, Ratgeber zu lesen, wie man sich am besten auf eine Schwangerschaft vorbereitet. Mein Mann und ich gingen davon aus, dass es innerhalb der ersten Monate klappen würde. Wir waren beide relativ jung, gesund, ernährten uns ausgewogen und trieben regelmäßig Sport. Alles gute Voraussetzungen für eine problemlose Empfängnis.

Als es nach circa zehn Monaten immer noch nicht klappte, suchte ich meinen Frauenarzt auf, der mir sowohl Clomifen als auch Vitamintabletten und Mineralstoffpräparate verschrieb. Obwohl mein Eisprung nun regelmäßig stattfand, wurde mein Babywunsch dennoch nicht erfüllt. Mittlerweile hatte ich schon mehrere Ratgeber verschluckt, einen Ernährungsberater und eine Akupunkteurin aufgesucht und mich strikt an alle Tipps gehalten. Ich war völlig auf das schwanger werden fixiert. Geschäftsreisen wurden so geplant, dass es sich mit meinem Eisprung vereinbaren ließ. Einmal war ich bei meinem Frauenarzt, der anhand eines Ultraschalls erkennen konnte, dass ich unmittelbar vor dem Eisprung stand. Daraufhin bat ich meinen Mann alles stehen und liegen zu lassen um nach Hause zu kommen, damit wir diese Chance nicht verpassen. Im Nachhinein kann man nur noch beherzt darüber lachen.

Nachdem es mit Clomifen nicht geklappt hatte, wurde ich an eine Kinderwunschklinik überwiesen. Dort wurden die üblichen Tests gemacht. Es stellte sich im Rahmen einer Eileiteruntersuchung heraus, dass meine Eileiter durchgängig waren, und ich eine sehr gute Eizellreserve (AMH) hatte. Allerdings wurde ein leichtes PCO – Syndrom festgestellt, welches die Qualität der Eizellen beeinträchtigen kann. Leider stellte sich bei einer Spermaanalyse heraus, dass die Geschwindigkeit der Samenzellen meines Mannes suboptimal war. Obwohl es keine konkrete Ursache für die ausbleibende Schwangerschaft gab, wurde uns eine Kinderwunschbehandlung mit ICSI empfohlen. Da endlich eine Lösung in Sicht schien nach so vielen Monaten der Hoffnung und Enttäuschung, waren mein Mann und ich voller

Euphorie und Vorfreude. Die Nebenwirkung der Hormonbehandlung und die ganzen Strapazen der Untersuchungen und die Eizellenentnahme nimmt man dann gerne in Kauf. Ich hatte nur das Ziel vor Augen, ein süßes Baby in den Armen zu halten. Das Gefühl der Trauer, Verzweiflung und des Verlustes waren dann umso größer, als der Schwangerschaftstest wieder negativ ausfiel.

Da der Kinderwunsch so groß war, ließen wir uns nicht unterkriegen und probierten es erneut. Als der zweite ICSI Versuch auch negativ ausfiel, wechselten wir die Klinik, um uns eine weitere Meinung einzuholen. Nachdem es bei insgesamt vier Behandlungszyklen trotz des jeweiligen Transfers von zwei Embryonen nicht geklappt hatte, wurde uns geraten, einen Behandlungszyklus mit IMSI zu probieren, was jedoch nur in einer anderen Kinderwunschklinik möglich war. Da wir nichts unversucht lassen wollten, ließen wir eine Behandlung mit dieser Methode durchführen. Bei der IMSI (intrazytoplasmatische morphologisch selektierte Spermien-Injektion) kann mit einem Hochleistungsmikroskop auch der Innenaufbau des Spermiums genauer betrachtet werden, wovon man sich eine bessere Auswahl erhofft. Dieser Versuch brachte auch keinen Erfolg. Wie in den Versuchen zuvor, entwickelten sich die Embryonen nicht zur Blastozyste. Daraufhin erhielten wir die niederschmetternde Nachricht, dass der Grund für unsere Misserfolge höchstwahrscheinlich an der Qualität meiner Eizellen liegt. Um die Chancen auf eine Schwangerschaft zu erhöhen, wurde uns geraten einen IVF Zyklus mit Spendereizellen zu probieren. Da aber die Nachfrage für Spendereizellen groß ist und es eine lange Warteliste gibt, wurde uns zuvor zu einem IVF -Versuch mit Spendersamen geraten, um komplett auszuschließen, dass es an dem Samen meines Mannes liegt.

Egal ob Samenspende oder Eizellspende, diese Nachricht muss man erst einmal verdauen. Da uns eine eigene Familie wichtig ist, und wir uns ein Leben ohne Kind nicht vorstellen können, entschieden wir uns dazu, diesen Weg zu gehen. Während ich auf die Warteliste für eine Eizellspende in unserer Wahlheimat Großbritannien gesetzt wurde, planten wir einen weiteren IVF Versuch mit Spendersamen.

Einen geeigneten Samenspender zu finden ist ein etwas surreal wirkendes Erlebnis, da der ganze Prozess ähnlich wie beim Online -Dating abläuft. Wir hatten uns für die europäische Samenbank in Dänemark entschieden, da sie die größte Auswahl an Spendersamen haben. Auf deren Website kann man einen Spender u. a. nach Augenfarbe, Größe, Haarfarbe und Hochschulabschluss selektieren. Ein Babyfoto des Spenders bekommt man auch zu sehen.

Wir verbrachten Ewigkeiten, um eine engere Auswahl an Spendern zu treffen, da es bei jedem etwas auszusetzen gab: Der eine ist zu groß und schlaksig, der andere hat keinen Hochschulabschluss, trieb keinen Sport oder trug eine Brille. Ohne diese Eigenschaften bewerten zu wollen, so versucht man doch irgendwie eine Kopie seines Partners zu finden, die es natürlich nicht gibt. Während ich sehr wählerisch war und mich mit einer Entscheidung gequält habe (schließlich wollte ich ja den besten Spender haben), war mein Mann eher pragmatisch und wollte möglichst schnell eine Auswahl treffen. Wir konnten uns letztendlich einigen und erledigten alle Formalitäten. Während ich mich auf den nächsten IVF-Zyklus vorbereitet hatte, wurde mein Spendersamen von Dänemark eingeflogen, was auch eine komische Vorstellung war. Die Eizellentnahme verlief gut, sodass mehrere Eizellen gewonnen werden konnten, die sich mit dem Spendersamen befruchten ließen. Leider entwickelten sich die Embryonen wieder einmal nicht über Tag drei hinaus. Die Enttäuschung war groß, vor allem weil es sich nun bestätigte, dass es mit hoher Wahrscheinlichkeit an der Qualität meiner Eizellen lag. Eine Welt brach für mich zusammen. Damit hatte ich nicht gerechnet, beziehungsweise inständig gehofft, dass dieser Fall nicht eintreten würde. Mein Mann hätte kein Problem gehabt, ein Kind groß zu ziehen, das genetisch nicht von ihm abstammt. Ich hingegen tat mich schwer mit dem Gedanken, ein Kind zu bekommen, das nicht unser beider Gene hat.

Wenn ich allerdings nur die Wahl habe zwischen einem Kind mit gespendeter Eizelle oder keinem Kind, würde ich mich sofort für das Kind mithilfe der Eizellspende entscheiden.

Nachdem ich den ersten Schock überwunden hatte und mich von dem Kind, das wir anscheinend nicht zusammen zeugen konnten, verabschiedet hatte, befasste ich mich ausführlicher mit diesem Thema. Da wir unserem Kind gerne die Möglichkeit bieten möchten, die Identität der Spenderin zu erfahren, haben wir uns für eine Eizellspende in Großbritannien entschieden. Dort ist eine anonyme Eizellspende verboten, aber eine offene Spende erlaubt. Das heißt, dass das Kind mit 18 Jahren den Namen der Spenderin, ihr Alter und ihre zuletzt bekannte Adresse erfahren kann. Ebenso kann es erfragen, ob es genetische Halbgeschwister hat. Wir finden es wichtig, dass das Kind die Möglichkeit hat, seine eigenen Wurzeln zu kennen. Nun warte ich mit großer Dankbarkeit und Vorfreude auf eine altruistische Spenderin, die mir einigermaßen ähnlich sieht.

Obwohl ich der Eizellspende immer noch etwas ambivalent gegenüberstehe, versuche ich das Positive zu sehen. Auch wenn das Kind nicht meine genetischen Merkmale hat, bringt es bestimmt gute Eigenschaften der Spenderin mit sich. Vielleicht ist es beispielsweise kreativer und zahlenbegabter als ich. Was auch immer es für genetische Eigenschaften mit sich bringt, ich bin mir absolut sicher, dass ich es lieben und so annehmen werde, wie es ist. Dass diese Annahme meist ganz unproblematisch und natürlich ist, haben mir viele betroffene Frauen bestätigt. Mein Mann und ich gehen regelmäßig zu einem Treffen für Paare oder alleinstehende Frauen, die auf eine Samen- oder Eizellspende warten oder bereits Kinder auf diesem Wege bekommen haben. Es hilft enorm, sich mit anderen auszutauschen und es macht uns Mut, da viele durch eine Spende zu glücklichen Eltern geworden sind. Wir hoffen darauf, bald dazuzugehören.

Obwohl die letzten vier Jahre eine Achterbahn der Gefühle waren mit vielen Momenten der Trauer und der Verzweiflung, hat die ganze Situation meinen Mann und mich zusammengeschweißt. Uns kann nichts so leicht erschüttern. Wir haben in dieser Zeit viel über uns und unsere Körper gelernt und wissen, dass wir ein unglaubliches Durchhaltevermögen haben. Vor allem haben wir das Glück, uns beide zu haben und unsere zwei Katzen.

10

Ein Leben ohne Kind

Der Neuanfang

Falls wir unser Ziel nicht erreichen konnten und eine lange Zeit der Trauer und der Entbehrung hinter uns liegt, dann sollten wir uns umorientieren. Der Abschied von dem Kinderwunsch ist äußerst schmerzhaft und wird immer halbherzig bleiben, da es meist keine freiwillige Entscheidung ist.

Sie konnten die Lösung für Ihr Problem trotz Ihres tatkräftigen Einsatzes und Ihres Engagements nicht finden? Auch die moderne Medizin hat Ihnen nicht helfen können? Jetzt sollten Sie sich selbst helfen!

Schauen Sie nach innen, finden Sie Ihre ursprüngliche Lebenskraft wieder und lernen Sie erneut, Ihr Leben zu genießen. Die Entscheidung, nicht mehr gegen Windmühlen kämpfen zu wollen, hat auch etwas Erleichterndes für Sie. Das Warten hat ein Ende, und weitere Enttäuschungen bleiben Ihnen in dieser Hinsicht erspart.

Es wird keine Lebensaufgabe geben, die Ihren Kinderwunsch komplett ersetzen kann. Aber es wird vielleicht Kompromisse geben, mit denen Sie gut leben können. Die tiefe Sehnsucht nach einer anhaltenden Bindung, Anerkennung und Verantwortung kann anteilig auch in anderen Konstellationen gestillt werden. Als Patin des Kindes einer guten Freundin oder im Rahmen eines umfangreichen Babysitter-Engagements können Sie eine feste Beziehung aufbauen und ein bisschen „Kind" hautnah erleben.

J. Kuehn, *(Un-)Erfüllter Kinderwunsch*,
https://doi.org/10.1007/978-3-662-59484-1_10

Ihre Kinderlosigkeit wird Sie dennoch ein Leben lang begleiten und immer wieder in den unterschiedlichsten Situationen Ihre innere Stärke und Ihre Bewältigungsarbeit einfordern. Seien Sie darauf vorbereitet, dass Sie immer mal wieder an Ihren Herzenswunsch erinnert werden. Möglicherweise überfällt Sie ein altbekanntes Ohnmachtsgefühl in Situationen, in denen Sie nicht damit gerechnet haben. Wenn Sie Ihrer Trauer keinen Raum geben und wenig Mitgefühl für Ihre eigene Lebenssituation zeigen, dann wird sie früher oder später in anderen körperlichen Beschwerden ihren Ausdruck finden. Nehmen Sie sich Zeit für den Abschied und haben Sie Geduld mit sich selbst!

Jetzt ist es Ihre Aufgabe, das Gefühl der inneren Zufriedenheit auf andere Weise herzustellen. Ein bewusster Verzicht auf das, was Sie sich so sehnlichst gewünscht haben, reduziert das Gefühl einer inneren Leere. Sie trauern nicht mehr dem hinterher, was Sie nie haben konnten, sondern konzentrieren sich auf das, was Ihnen noch offen steht. Nehmen Sie Ihre Scheuklappen ab und beginnen Sie, sich auf all das zu konzentrieren, was Sie besonders gut auch ohne Kind machen können. Dadurch werden sich Ihr Leben, Ihr Freundeskreis und Ihre Interessen verändern. Das hilft Ihnen, Prioritäten neu zu setzen und auf andere Gedanken zu kommen.

Es bedeutet nicht automatisch, dass Sie sich von allen Familien mit Kindern distanzieren sollten. Achten Sie auf sich selbst und entwickeln Sie ein Gespür dafür, was Sie sich gefühlsmäßig zumuten können. Empfinden Sie den Umgang mit Kindern als sehr belastend, so sollten Sie sich zeitweilig etwas abgrenzen, bis Sie emotional stabil genug sind und sich auch in der Gesellschaft kinderreicher Familien wieder wohlfühlen. In jeder Freundschaft gibt es Phasen, in denen man sich zeitweilig etwas distanziert und andere, in denen man sich durch intensiven Kontakt sehr nahe ist. Eine gute Freundschaft erfährt selbst durch einen temporären Rückzug keinen Bruch. Bleiben Sie mit Ihrem Umfeld im Gespräch darüber, wie Sie sich in der jeweiligen Situation fühlen, und tun Sie vor allem das, was Ihnen viel Freude bereitet.

Die Empfindung von Glück ist sehr individuell. Wenn uns etwas glücklich macht, dann ist das meist ein Zustand, der durch einen äußeren Umstand entstanden ist. Eine innere Zufriedenheit hingegen können wir uns erarbeiten, und diese bleibt weitgehend unbeeinflusst von äußeren Einflüssen oder Schicksalsschlägen. Wir können mit uns selbst zufrieden sein, mit der Art, wie wir denken und wie wir unser Leben anpacken. Die Beachtung der eigenen Bedürfnisse, die Verwirklichung realistischer

Wünsche und die Fokussierung auf Begegnungen, die unser Herz bewegen, können eine tiefe Zufriedenheit in uns entstehen lassen.

Die Empfindung von Dankbarkeit, Zufriedenheit und Glück kann man trainieren. Es ist völlig verständlich, wenn Sie anfangs noch ein paar Startschwierigkeiten haben, sich an Ihre neue Lebensperspektive zu gewöhnen. Wenn Sie mitten in dem Prozess sind, Ihre Einstellung zu einem Leben ohne Kinder zu ändern, kann es trotzdem einige Zeit dauern, bis sich das dazu passende, gute Lebensgefühl einstellt. Geben Sie sich diese Zeit und seien Sie interessiert an den Möglichkeiten, die sich Ihnen bieten werden. Je achtsamer Sie mit den einzelnen Glücksmomenten und Gelegenheiten umgehen, die Ihnen im Laufe des Tages begegnen, desto mehr Zufriedenheit werden Sie empfinden. Hierfür eignet sich ein *Freudentagebuch* besonders gut.

Ein Tagesrückblick am Abend macht es möglich, alle freudigen Momente im Alltag zu erkennen und nochmals in einer Art *Zeitraffer* wahrzunehmen. Das vermittelt Ihnen ein gutes Gefühl, stärkt Ihr zukunftsorientiertes Denken und Ihr Selbstbewusstsein. Das gute Gefühl, das durch die Erinnerung beim Aufschreiben in Ihnen entsteht, trägt wesentlich dazu bei, dass Sie sich glücklicher fühlen und bewusster leben. Wenn wir den kleinen Freuden im Leben mehr Beachtung schenken und sie noch stärker würdigen, werden vermehrt Glückshormone ausgeschüttet, die wiederum die chemischen Prozesse im Gehirn positiv beeinflussen und unsere Stimmungslage dauerhaft stabilisieren.

Freudentagebuch

Notieren Sie am Abend in Stichpunkten alle Begegnungen oder Situationen, die etwas in Ihnen bewegt haben. Worüber haben Sie sich besonders gefreut? Können Sie sich an eine inspirierende Erfahrung erinnern? Gab es etwas, das Ihnen Kraft gab?

Nehmen Sie sich jeden Abend ein paar Minuten Zeit, Ihren Tag von morgens bis abends in Gedanken nach diesen Momenten zu *durchsuchen*. Machen Sie sich bewusst, welchen Anteil Sie selbst dazu beitragen konnten und versuchen Sie, stolz auf sich zu sein.

Ein Leben mit anhaltendem Kinderwunsch zu führen ist nicht leicht. Es ist jedoch keine minder schwere Aufgabe, ein erfülltes Leben zu führen mit der Gewissheit, kinderlos zu bleiben. Sie haben in der vergangenen Zeit enorm viel geleistet und sind nicht untergegangen. Schöpfen Sie aus Ihrer eigenen Kraft und versuchen Sie, dankbar für das zu sein, was Ihnen täglich an Freudigem zuteil wird.

Freudentagebuch Tag 1

____

____

____

____

Freudentagebuch Tag 2

____

____

____

____

Freudentagebuch Tag 3

____

____

____

____

Bewusst leben

Je bewusster Sie sich mit jedem Tag auseinandersetzen, desto weniger werden Sie im Leben verpassen, da Sie rechtzeitig erkennen, was Ihnen fehlt. Diese persönliche Erkenntnis können Sie mit einer einzigen, wichtigen Frage erhalten: *„Geht es mir gut, oder was sollte ich verändern?"*

Wenn Sie sich diese Frage dreimal täglich stellen und an einer aufrichtigen Antwort interessiert sind, dann wird Ihr Leben über kurz oder lang eine entscheidende Veränderung erfahren. Indem Sie mehrmals täglich in sich hinein hören und damit überprüfen, wie Sie sich in der jeweiligen Situation wirklich fühlen, werden Sie ein zunehmend besseres Gespür für sich selbst und Ihre Bedürfnisse entwickeln. Unabhängig davon, wie gut oder wie schlecht der jeweilige Tag von Ihnen erlebt wurde, können Sie ihn mit einer Danksagung abschließen. Durch das Gefühl der Dankbarkeit bekommt das, was wir erfahren haben, eine andere Wertigkeit und wird viel bewusster verarbeitet. Dankbarkeit kann uns auch in schwierigen Lebensphasen neue Hoffnung geben und uns stark machen für die Herausforderungen, die das Leben für uns bereit hält.

Durch Wertschätzung und Dankbarkeit verbessert sich das Allgemein-Befinden, was wiederum auch die Gesundheit und das Wohlbefinden nachhaltig beeinflusst. Eine positive Lebenseinstellung bewirkt eine Reduktion der Ausschüttung von Stresshormonen, was das körpereigene Alarmsystem beruhigt und den Blutdruck senkt. Zustände von *innerer Unruhe* und *seelischer Anspannung* kommen dann deutlich seltener vor. Stattdessen werden vermehrt die sogenannten Glückshormone Dopamin und Endorphin ausgeschüttet, die unser Immunsystem stärken. Diese wichtigen Botenstoffe machen Sie widerstandsfähiger gegen jeglichen negativen Einfluss aus Ihrem persönlichen Umfeld und helfen Ihnen dabei, weitere Schicksalsschläge besser zu verkraften.

Mit dem Abschied von Ihrem Kinderwunsch treten Sie in eine neue Lebensphase ein. Sie können den Fokus wieder auf Ihre Partnerschaft richten und haben ganz andere Freiräume, die Ihrer persönlichen Entfaltung zugute kommen. Es ist erneut eine Entwicklung, die Sie durchmachen werden. Das bedeutet, dass Sie sich jeden Tag ein Stück weit Ihrem neuen Ziel nähern – einem rundum zufriedenen Leben ohne Kind.

Ein amerikanischer Psychotherapeut und Autor, Steve de Shazer, hat einen wunderbaren entwicklungsorientierten Ansatz beschrieben, der den Blick auf kleinste positive Veränderungen im Alltag richtet. Zur Vorbereitung seiner Übung ging er mit seinen Patienten einen gesamten Tagesablauf exemplarisch in Gedanken durch, bis zu dem Moment, in dem die Schlafenszeit begann. Dann wies er seine Klienten an sich vorzustellen, dass in der Nacht während des Schlafs eine Fee vorbeikommt, die das bestehende Problem einfach wegzaubert. Am nächsten Morgen würde der Patient erwachen, aber nicht wissen, dass diese Fee zu Besuch gekommen war. Das ursprünglich vorhandene Problem ist jedoch gelöst worden. Daraufhin stellte er seinen Patienten beispielsweise die folgenden Fragen:

Was würde sich nach dem Erwachen für Sie ändern, wenn die mit Ihrem Kinderwunsch assoziierten Gefühle und Gedanken nicht mehr so präsent wären?

Beispiel:

(Ich würde mich nach dem Erwachen weniger ermattet fühlen, da ich besser geschlafen hätte. Vielleicht würden auch andere Gedanken meinen

Tag einleiten, die mir Lust machen, etwas Neues auszuprobieren, das ich noch nie gemacht habe. Ich bin so lange nicht mehr weit weg gereist – früher habe ich Fernreisen so geliebt, das habe ich mir in der Kinderwunschzeit nicht mehr gegönnt).

Versuchen Sie sich nun selbst vorzustellen, dass diese Fee auch bei Ihnen war und beantworten Sie die Frage für Ihre Lebenssituation

____

____

____

____

____

____

____

Woran würde Ihr Partner am nächsten Tag merken, dass das Problem nicht mehr besteht?

Beispiel:

(Ich könnte mir vorstellen, dass ich ihm wieder einen Kaffee ans Bett bringe, so wie früher. Er würde sich auch sicherlich darüber wundern, wenn ich wieder einmal eine gemeinsame Unternehmung mit ihm plane. Ob er es bemerken würde, wenn ich wieder mehr Wert darauf lege, mich zu schminken und attraktiv anzuziehen, das kann ich jetzt nicht genau sagen).

____

____

____

____

____

____

____

In der Hoffnung, Sie auf Ihrer Kinderwunschreise gut begleitet zu haben, möchte ich dieses Buch mit einer kurzen Textpassage aus dem Werk „Die Kraft der Gegenwart" von Eckart Tolle, abschließen.

„Wenn dir deine Lebenssituation unbefriedigend oder sogar unerträglich erscheint, dann führt der Weg zur Auflösung der unbewussten Widerstandsmuster, die diese Situation aufrecht erhalten, nur durch Hingabe. Hingabe ist absolut vereinbar damit, aktiv zu werden, Veränderungen anzugehen und Ziele zu erreichen. Doch im Zustand der Hingabe fließt eine völlig andere Energie, eine ganz andere Qualität in dein Tun. Hingabe verbindet Dich wieder mit der Seins-Energie der Quelle, und wenn dein Tun mit Sein erfüllt ist, dann bringt diese Feier deiner Lebensenergie dich tiefer in das Jetzt. Durch Widerstandslosigkeit wird die Qualität deines Bewusstseins endlos gesteigert, und das wiederum verbessert die Qualität von allem was du tust oder erschaffst."

11

Epilog

Wenn Wunder Wirklichkeit werden
Nach einer langen Zeit voller Sehnsucht und Hoffnung wurden auch alle unsere Bemühungen mit deiner Ankunft belohnt.

Wenn wir zusammen auf dem Bett liegen, und ich meine Nase in deinen Nacken eingrabe, dich rieche, dich spüre und liebe, dann wird mein Körper von einem Gefühl der Glückseligkeit durchströmt. Es gibt nichts in meiner Vorstellung, was diesem Gefühl des *Vollkommen-Seins* gleichkommt. Wenn ich dich ansehe, wie süß du bist, wenn ich dir zuhöre, wie herzhaft du lachst, wenn ich dich liebkose, wie natürlich du bist – es gibt viel zu wenige Worte in unserer Sprache um das auszudrücken, was ich dabei fühle. Das kann man nur erleben!

Ich möchte dich lieben, so wie du bist. Für dich sorgen, dich tragen, beschützen und ein Leben lang begleiten. Ich möchte dein Vorbild, deine Freundin, dein Entdecker, aber vor allem in jeder Lebenslage für dich da sein. Ich möchte dir niemals das Gefühl geben, alleine zu sein und werde dich so gut ich kann dabei unterstützen, ein glückliches und selbstbestimmtes Leben zu führen.

Du brauchst für diese Reise nichts mitzubringen, sei einfach nur Du selbst.

Ich bin dir jetzt schon unendlich dankbar, für all den Reichtum und die neuen Erfahrungen, die du in unser Leben gebracht hast und in Zukunft bringen wirst. Du hast mich zu der glücklichsten Frau auf dieser Welt gemacht. Und ich werde alles dafür tun, die bestmögliche Mutter für Dich zu sein, denn ich brauche deine Liebe genauso dringend, wie du die Meine.

Du bist der Engel, nach dem wir so lange gerufen haben und für den wir ewig dankbar sind.

J. Kuehn, *(Un-)Erfüllter Kinderwunsch*,
https://doi.org/10.1007/978-3-662-59484-1_11

Printed by Printforce, the Netherlands